名市大ブックス 7

子育て世代が知りたい

子どもの病気やライフステージの話

名古屋市立大学 編

コロナ禍に立ち向かう名市大病院の若き医師たち

名古屋市立大学病院　副病院長（総合研修センター長）　林　祐太郎

２０１９年12月に中国・武漢で始まったとされる新型コロナウイルス感染症が、１年半以上が経過した今でもその勢いを弱めることなく、世界中に感染拡大を続けています。日本においても幾度となく緊急事態宣言が出され、そのたびに社会経済は大きな打撃を受けています。この名市大ブックスシリーズが20年10月に創刊されてからの間にも、多くの人々が、命や健康のみならず、一般生活すらも奪われてきました。

わたしたち名市大病院の医師は、専門診療科にかかわらず、新型コロナに感染して重症となった患者さんの診療にあたっています。ほかの病院に開設された中等症・軽症患者のコロナ病棟にも、各科の医師が交代で派遣され、応援業務を行っています。

その中でも、心筋梗塞や脳卒中などの患者さんがこれまでと同様に、名市大病院に救急搬送されています。頭痛や腹痛で苦しむ患者さんも、救急外来にお越しになります。高熱のためにぐったりしたわが子を抱いた親御さんが、深夜に駆け込んでおいでになります。救急外来で最前線に立っているのは、医師になって1年内外の研修医たちで、若き彼らが24時間診療に当たり、名古屋市の通常の救急医療を守っています。

一方で、21年3月、新型コロナ感染拡大予防における〝最大の武器〟と期待されるワクチン接種が、医療従事者への接種を皮切りに開始されました。副反応に対する準備が整った5月からは、一般市民、特に高齢の方々への接種も開始されています。ここでも、名市大病院の研修医たちが、全診療科の指導医や看護師で編成される約40のチームにそれぞれ配属され、休日を返上して市内の小学校の体育館などでワクチン接種を行っています。

21年4月9日に名古屋市立大学医学部付属の3病院（名市大病院、東部医療センター、西部医療センター）の研修医たちは、郡健二郎本学理事長から「名古屋市民の皆さまの生命を守るのが名市大3病院の医師の務めです」と訓示を受けました。

わたしは名市大病院の総合研修センターの責任者として、約80

名の研修医の管理業務を行っていますが、若き医師たちがコロナ禍に立ち向かう姿に、たくましさと清々しさとを感じています。皆が少しずつ一人前の医師に近づいていることも、実感しています。人生経験の少ない研修医たちの、患者さんへの対応や言葉遣いには未熟な部分が多々あるかもしれませんが、読者のみなさまには、コロナ環境下でキャリアをスタートした若き医師たちを、どうか温かい目で見守っていただければと存じます。

徐々に国民全体に新型コロナ感染予防のためのワクチン接種が行き渡ると存じます。しかし、強力な変異株も出現しております。皆さまにおかれましては、このコロナ禍で身につけられた三密を避ける生活習慣を維持されますよう、お願い申し上げます。またその中でも、本書でさまざまな病気についての知識を得て、お役立ていただければ幸甚に存じます。

目次
Contents

テレワークの時代にこそ考えたい「座ること」の意味

医学研究科環境労働衛生学　准教授　榎原　毅

新型コロナウイルスの流行に伴うテレワークの増加により、私たちの座る時間はさらに増えています。この機会に「そもそもなぜ、ヒトは座るのか？」を見つめ直し、その起源や歴史から「座ること」の意味を振り返ってみましょう。現代の労働・生活様式の中で私たちが抱えている「座ること」への健康面での課題と対策について、ひも解きます。

「座る」という行動はなぜ生まれた？

なぜ人類が二足歩行をはじめたのか、には諸説ありますが、人類最古の足跡化石は、約360万年前のアウストラロピテクス[※1]がすでに安定した二足歩行を行っていたことを物語っています。チンパンジーやカンガルーなど、二足歩行をする動物はほかにもいますが、脚と胴体を地面に対して垂直に立てた直立二足歩行ができるのは人類だけです。

※1　**アウストラロピテクス**
アフリカで生まれた初期の人類。約4400万年前〜約200万年前に生存していたとされる。

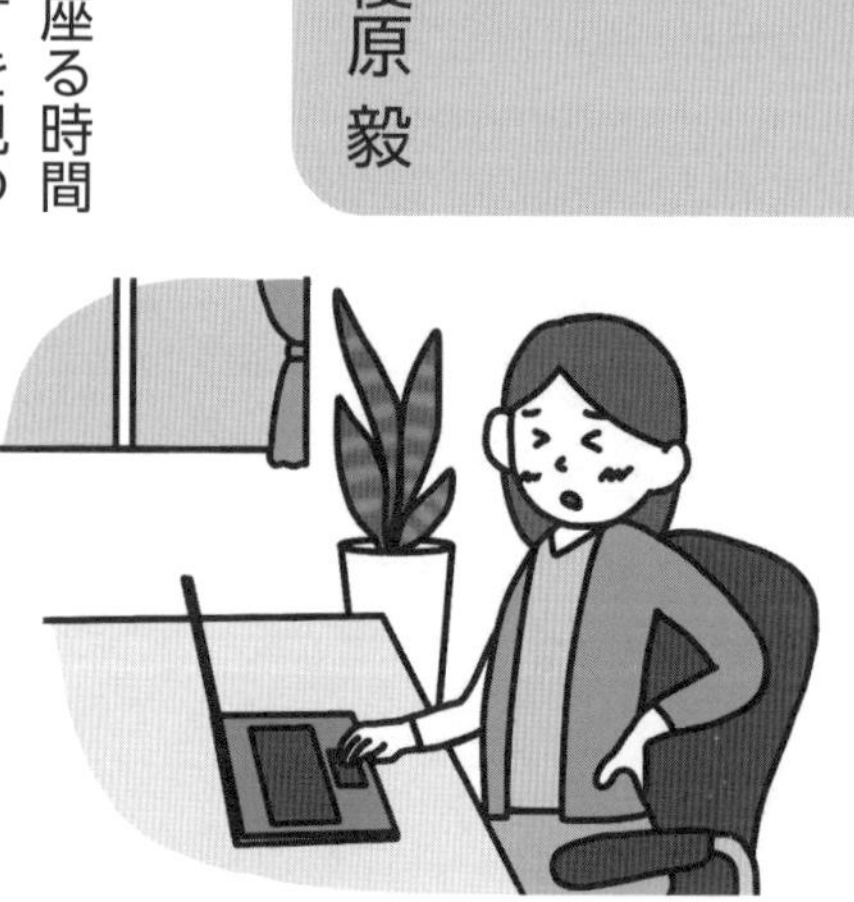

直立二足歩行を始めてから、人類の筋肉や骨の構造は、手よりも足が長くなるなど変化してきました。たとえばチンパンジーと現代人を比較すると、人類は骨盤のたて幅より横幅が広く、股関節の可動域も立位歩行にあわせて変化していま す。歩幅を広げて動いても倒れない、安定した二足歩行をするため、ヒトの脊椎と骨盤はS字を描く形に進化し、独自の骨格形状になりました。

一方、直立二足歩行では、四足歩行よりも脚や腰に負担がかかります。地べたにしゃがみ込むのではなく、何かにもたれたり、腰かけたりする「座る」行動は、疲れた体を休める回復行動のひとつとして、人類が自然と獲得してきたものと考えられます。当時のアウストラロピテクスもまた、獲物を追いかけて狩りをする途中で、ちょっと岩に腰かけたりしていたことでしょう。

図表1　S字を描くヒトの背骨

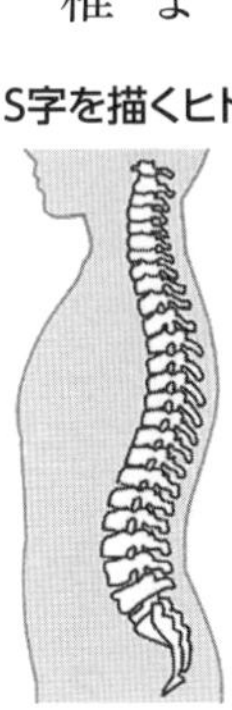

椅子の文化的発展と社会への浸透

ヒトの日常行為は、根源的には座（すわる）・歩（あるく）・臥（よこになる）の基本の3姿勢で成り立っています。「座る」という行動を支援する道具のひとつとして、人類は椅子を発明しました。

文明社会において、人類が社会的動物として生活する中で生まれた椅子は、単に疲れた体を休めるためのものではなく、そこに座る人の地位や富の象徴としての意味合いが当初は強かったと考えられています。「権威の象徴としての椅子」の起源とされるのは、紀元前4千年前のエジプトの、有名なツタンカーメン王の玉座です。ひじかけや背もたれに美しい彫刻が施され、前の2本の脚の上部にはライオンの頭の装飾があり、高貴さと権威を象徴していました。今日でも、背もたれの大きいプレジデント・チェアに代表されるように、椅子は地位の高さや職位の序列を示す表現形のひとつとして、文化の中に受け継がれています。

日本で椅子が使われるようになったのは、いつからでしょうか？　平安時代では身分によって椅子が用いられたこともあったようですが、主に戦場などで武将が腰かける折りたたみ椅子（※2床几《しょうぎ》）くらいでした。権威の象徴というよりも、携帯用の座具として用いられていたようです。西洋とは異なり、正座をする、床に座るといった椅子を用いない生活様式が、明治以前の日本では主流でしたが、西洋化が進む中で、生活の中に「椅子に座る」という行動様式が浸透していきました。

そして、労働環境の中にも椅子が浸透し始めます。一説によれば、１９４０年以降、産業構造が徐々に変化し、知的労働に従事する高学歴な中級労働階級が増加してきました。それに伴い、デスクワーク型の労働が拡大したのです。アメリカ心臓協会によれば、60年代の米国の労働力の約半数は肉体的な労働に従事していましたが、今日では20％以下です。50年代に比べてデスクワークが83％増加したとの報告もあります。

※2　床几
陣中・狩り場などで使った、折り畳み式の腰かけのこと。

※3　アーツ・アンド・クラフツ運動
直訳すれば美術工芸運動。19世紀後半のイギリスで興った造形芸術の運動を指す。日本の民藝運動にも影響を及ぼした。

椅子の機能的な側面と人間工学

西洋では産業革命以降、大量生産方式が導入されたことに伴い、椅子は市民の生活用品のひとつとして普及していきました。イギリスのデザイナーであったウイリアム・モリスは、大量生産による安価で粗悪な商品があふれる状況を批判し、手仕事と芸術復興を呼びかける「アーツ・アンド・クラフツ運動」[※3]を主導しました。ヴィクトリア時代まで支配的であった、歴史的な装飾様式から脱却し、審美性と機能美を追究する運動は、さまざまな建築家・芸術家を巻き込んでいきました。今日、わたしたちが目にするアンティーク家具のダイニングチェアは、その流れを汲んだものです。

椅子の機能的側面、すなわち、長く座っても疲れにくい快適性や、作業能率を高めるためのデザインの追究には、人間工学[※4]が大きな貢献を果たしています。日本では、1928年に商工省（経済産業省の前身）の管轄下の「工芸指導所（現・産業技術総合研究所）」が設立され、ドイツの建築家であるブルーノ・タウト氏が顧問に就任し、機能的かつ合理的なデザインのあり方の普及に貢献しました。32年には児童用椅子と机の適正な寸法の求め方として「座高三角法」[※5]が提案されるなど、主に身体寸法の特性にあわせて座りやすい、作業のしやすい椅子を科学的にデザインする手法が考案されました。後に世界的なインテリアデザイナー

※4　人間工学
働きやすい職場や生活しやすい環境を実現するための技術。ヒトの身体的（形態的、生理的）、認知的（知覚、記憶、判断、動作）、社会的・行動特性に整合するように、仕事や製品・環境をデザインする。炭鉱労働者や工場労働者の疲労や労働条件の改善を行う産業医学をベースとした「エルゴノミクス」と、ヒューマンエラーの研究といった心理学をベースとした「ヒューマンファクター」の2つの系統が、今日では統合されて、ひとつの研究領域となっている。
日本では、日本心理学会初代会長の松本亦太郎（1865〜1943）が1920年に米国で流行していた「人間工學」を初めて国内に紹介した。

※5　座高三角法
椅子の座面から頭頂までの長さを基準に、適正な机上面の高さ、視距離を簡便に求める方法。座面と机上面の差（差尺）、すなわち適正な座面と机上面の関係性は「座面から頭頂までの長さ1／3」にすればよいという原則で、昭和初期に広く用いられたが、今日ではほとんど用いられていない。

として知られる剣持勇氏[※6]も、工芸指導所に勤務していた当時、椅子に求められる機能性の研究を主導し、[※7]科学的な方法から、日本人の身体寸法にあった標準的な椅子の制作を進めました。

労働と椅子の機能性について追究した歴史的な事例のひとつは、東海道新幹線の運転席のレイアウトでしょう。日本人間工学会の学術誌『人間工学』の創刊号（65年）の特集記事「東海道新幹線における人間工学」では、運転士用の椅子の設計思想や寸法決定までの経緯が紹介されています。緊急時の動作対応を確実に行うのに、運転業務に長時間従事する運転士の姿勢などが重要であることに着眼し、眠くなりにくい背もたれの傾斜角度を、生理学的な実験から求めたものです。

実験からわかったのは、背もたれの角度が１２０度以上だと大脳の活性水準が低下（リラックスして眠くなる）し、１１５度以下で腰椎のカーブに合わせて彎《わん》曲させ、背筋を伸ばした姿勢を導く形にすると、活性水準が維持されることでした。安全を担保するために望ましい新幹線の運転席の背もたれ角度は１０５～１１０度と導き出され、設計に反映されています。

わたしたちは毎日、どのくらい座っているの？

「座る」という行動は、わたしたちの生活に深く浸透しています。もともとは直立二足歩行の疲れに対する代償行動であったものが、今では日常行為の主たる

※6　剣持勇（けんもち　いさむ）（1912～1971）
日本・世界を代表するインテリアデザイナー。乳酸菌飲料「ヤクルト」のポリスチレン容器をデザインしたことでも有名。

※7　座っているときの標準寸法測定に用いる実験用の椅子を開発した。

地位を占めています。

近年の急激な「座ること」を中心とした労働・生活様式への変化に伴い、身体活動性の低い働き方や生活様式が健康に及ぼす影響について、世界的に関心が高まっています。つまり、身体活動の反意語である「身体不活動」の、健康に対する影響です。身体不活動は、世界保健機関（ＷＨＯ）では、「身体活動・運動を日常的に行わないこと」と位置づけられています。学術研究では、主に「座りがちな状態」として定義され、「エネルギー消費量が1・5メッツ[※8]以下の行動」を「座位行動」すなわち身体不活動としています。

それでは現代社会において、わたしたちは1日にどのくらい座っているのでしょうか。よく引用される統計として、少し古いですが、２００２～04年に20カ国の人々の座っている時間を調査した研究があります。１日の座位時間は、20カ国の中央値が5時間なのに対し、日本人は6時間と、最も長く座っています。

また、同じ手法で66カ国を対象に調査した別の研究では、１日4時間以上座っていると回答した人口割合が、アフリカで37・8％、東南アジアで23・8％であるのに対し、アメリカでは55・2％、ヨーロッパで64・1％と、先進国で身体不活動時間が長くなっていることが示されています。さらに１２２カ国で実施された12年の調査では、15歳以上の生産年齢人口の31・1％が身体不活動の仕事に従事していること、また不活動の程度は年齢と共に増加し、男性よりも女性の方が多いことなども示されています。

※8　メッツ
運動強度の単位で、安静時を1としたときと比較して何倍のエネルギーを消費するかで、活動の強度を示したもの。横になったり座っている状態だと概ね1・5メッツ以下、立った状態での皿洗いは1・8メッツ、歩行は3メッツ。

1日の座っている時間を正確に答えられますか？

ここでひとつ、注意しなければならない点があります。「1日6時間も座っているのか」と驚かれているかもしれませんが、調査対象の人たちに回答してもらった身体不活動時間は、それでも過小評価されている可能性が高いのです。

図表2の上段のグラフは、学生の生活パターンをイメージしたものです。1コマ90分の授業が1～4限まである場合を仮定すると、「今日はどのくらい座っていましたか？」という質問に対して、「おそらく6時間くらい」と回答するでしょう。授業時間中は基本的に座っているため、合計の座位時間が思い起こしやすくなっています。

一方、下段のグラフは、オフィスで働く人の座っている時間のパターンをイメージしたものです。仕事中は必要に応じて離席したり打ち合わせをしたりしますが、授業のように時間が定められていないため、座位時間を合計して回答するのは困難でしょう。このように、分断された時間の累積は、正しく判断できないことが時間心理学の観点で知られています。つまり、今日は2時間の会議があった、1時間テニスのレッスンをした、通勤で30分歩いた…など、その日の自分の行動の中ではっきりと意識できる、大きなイベントのみに焦点が当たり、活動していなかった時間を過小評価してしまうのです。

図表2　座っている時間の例

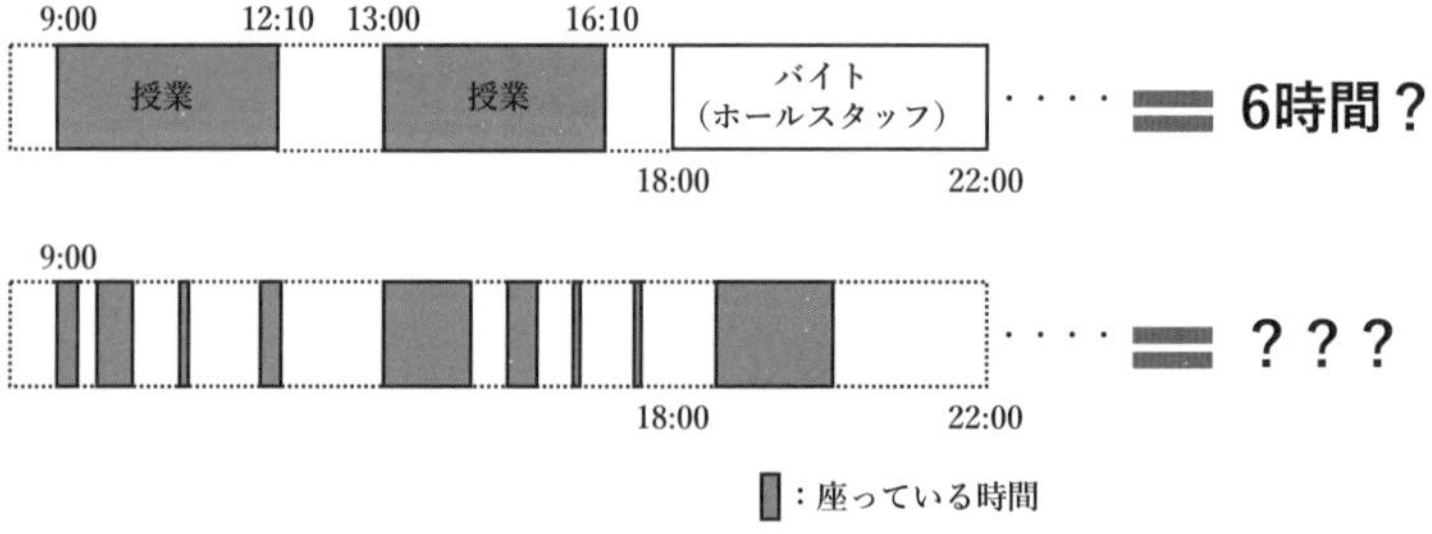

近年では、腕時計型の活動量計や3軸加速度センサー[※9]の専用機器、またはスマートフォンやスマートウオッチに内蔵されている加速度センサーを使って、座っている時間を客観的に測定する研究が行われるようになってきています。国内のオフィスワーカーおよび営業職の方25名に1週間ご協力いただき、のべ1707時間にもわたる日常活動を測定したわたしたちの研究では、客観的に測定した座位時間と主観的に測定した座位時間の間に平均503分（8・4時間）の差があることがわかりました（就寝時は除く、労働・生活場面全体の時間）。

　ただし、座位時間でも10分未満の短いものは、「健康に悪影響を与える不活動時間」から除外できると考えられています。仕事時間中は実際には立ったり座ったりを頻繁にくり返しており、10分未満の短い座位時間は、合計すると1日あたりおおよそ3時間程度です。要するに、不健康な不活動時間は、本人の認識と客観的なデータとで、おおよそ5・4時間も違うと推定されるわけです。主観的には1日あたり6時間座っていると回答していても、実際には5・4時間をプラスして、11・4時間程度座っていることになります。

　ほかの研究者が調べた研究においても、加速度センサーなどを用いて測定すると、座位時間は米国で1日平均10・6時間、日本のオフィスワーカーでは1日平均11・2時間（勤務時間中：6・4時間、勤務時間以外：4・8時間）と報告されており、概ね1日あたり11時間程度は座りがちな生活を、わたしたちは送っていることになります。

図表3　一回あたりの身体不活動時間（秒）の累積グラフ

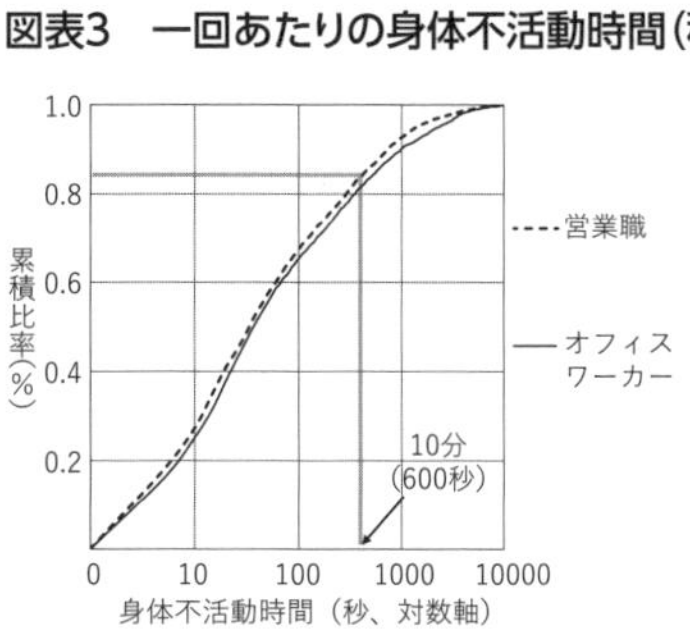

点線は営業職11名、実線はオフィスワーカー14名の平均データ。横軸は1回あたりの不活動時間（秒）を対数変換したもの。1回あたりの不活動時間が10分未満のものが全体の約85%を占めている。営業とオフィスワーカーで、座っている時間に大きな差はない。

※9　3軸加速度センサー
前後、左右、上下方向の3方向の揺れの程度を感知・検出できる機器。安価な万歩計は上下方向の揺れを感知する1軸加速度センサーを使って歩数を計測している。

この原稿を執筆している21年春時点では、新型コロナウイルスによる世界的流行が収まりをみせず、多くの労働者や学生が在宅勤務・在宅学習を余儀なくされています。20年のコロナ禍において報告された米国の研究では、ロックダウンにより大学生の座位時間が1週間あたり8時間ほど増加していることが明らかとなっています。

このように、感染症対策としての在宅ワークやオンライン授業の導入に伴い、「座る」行動はますます現代社会を代表する労働・生活様式として不動の地位を得ている、といっても過言ではないでしょう。

予防・社会医学から考える「座ること」の健康への影響

09年に世界保健機関（WHO）がまとめた報告書は、世界中に大きなインパクトを与えました。身体不活動が全世界の死亡リスクの5・5％と推定され、高血圧（12・8％）や喫煙（8・7％）、高血糖（5・8％）と並んで、現代の第4の健康リスクとして位置づけられたためです。

最新の研究報告によれば、1日あたりの座っている時間が9・5時間未満の群に比べ、12時間座っている群では2・9倍も死亡率が高まります。そのほか、心血管病、がん、2型糖尿病に関しても、ヒトを対象とした疫学研究[※10]にて十分な科学的根拠が示されています。身体不活動が健康に悪影響を与えるメカニズムとしては、エネルギー消費量の減少やインスリン感受性の低下、グルコース代謝の悪

※10 **疫学研究**
人間集団を対象として、健康に関する事象（病気など）とその要因との関係を明らかにする医学研究のこと。

化などが指摘されていますが、解明にはさらなる研究の蓄積が必要です。

読者の皆さまの中には、自分は座りがちな仕事をしているけど、定期的に汗をかく運動やスポーツをしているから大丈夫、とお考えの方もいるかもしれません。しかし残念ながら、運動しているから身体不活動時間が多くても大丈夫、とはいかないのです。オーストラリア在住の成人男性約6万人を対象とした大規模研究では、スポーツなど習慣的なエクササイズをしていても、身体不活動時間が長くなると慢性病のリスクが上昇することが示されています。

また、49人の実験協力者を運動するグループとしないグループに分け、6カ月間にわたって血液細胞のテロメア[※11]の長さを測定したユニークな研究があります。このスウェーデンで行われた研究結果で興味深いのは、運動よりも座っていることの影響のほうが大きく、座っている時間が短いほどテロメアは長く保たれる傾向にあった点です。すなわち、座っている時間を短くすることが、長生きの秘訣《ひけつ》である可能性が示されているのです。

運動をしても、座りがちであることが健康に与える影響はリセットされない、ということは覚えておく必要があります。運動習慣を獲得することはもちろん大事ですが、予防・社会医学の観点からは、身体不活動時間をいかに減少させていくかとの両輪で考えることが、今後の健康保持・増進のポイントとなります。

※11　テロメア
染色体の末端にある特殊な構造のことで、DNAの分解や修復を保護し、遺伝情報の異常な融合を防いでいる。テロメアの状態とがん・動脈硬化などの病気が関連していることが知られており、テロメアの長さと寿命が関係するといわれている。

座る時間をどうやって短くするか

「座る」という行動は今、転換点を迎えています。草創期の人間工学では、長く座っても疲れにくく快適で、作業の能率を高める椅子を開発目標としてきました。高度経済成長期の工業化時代の流れの中、過度な身体負荷を軽減させることが求められていた時代背景が関係しています。

しかし、「座る」行動が生活の中心となっている21世紀の現代においては、それとは真逆の「適度な身体活動を付加させる環境設計技術」としての人間工学が注目を集めています（図表4）。日常の労働・生活様式において、身体不活動を削減し、その健康リスクを軽減するための人間工学対策として重要な3つの視点を以下に紹介します。

図表4　時代がもとめる人間工学対策の方向性

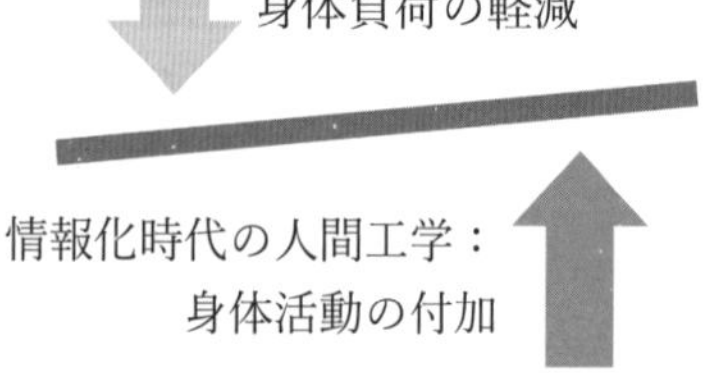
工業化時代の人間工学：
身体負荷の軽減
情報化時代の人間工学：
身体活動の付加

①座ったら立つ、立ったら座るをくり返す

北欧や米国では90年代前半から、立っても座ってもオフィスワークができるように昇降型デスク[※12]（図表5）を導入していました。日本でも身体不活動の健康への影響が注目されるようになり、近年、再び脚光を浴びています。

昇降型デスクを導入できなくても、仕事や生活の中で、20分座ったら数分間立つことを習慣にするのも有効です。ある実験では、「20分座るたびに2分軽く歩行する」をくり返すと、7時間座りっぱなしでいた場合と比べ、食後に血糖値の

※12　昇降型デスク　立ったときの高さ（105㎝程度）から、座ったときの高さ（72㎝程度）まで、高さを変更できるタイプのデスク。立ったときの高さを基本に、背の高い椅子を使う方法もある。

上昇を抑制できることが示されています。
別の研究でも、「30分座るたびに3分軽く歩行する」をくり返すと、脳の記憶や実行機能が向上することや、「20分座るたびに5分間立つ」をくり返すと眠くなりにくくなることが示されました。ちょっとした習慣を身につけることがいかに有用か、多くの研究からわかってきています。在宅ワーク・在宅学習が増えている今日において、このような習慣を実践することは、将来の健康リスクの軽減に寄与します。

②アプリなどで健康情報を管理する

スマホアプリやスマートウォッチを利用してリアルタイムに歩数を測ったり、消費カロリー情報を算出したりすることを「セルフモニタリング介入」といいます。いくつかの研究から、セルフモニタリング介入を実践することで1日平均34・4分の身体不活動の減少効果が確認されています。[※13] 別の研究でも、セルフモニタリングに「健康情報の提供」「目標設定（歩数など）」などを組み合わせた複合的な介入は、労働8時間あたり101分の身体不活動を減少させると示されています。
現在スマホアプリで、カロリー表示、歩数表示、心拍数表示などを通知するさまざまな健康支援ツールが提供されています。このようなテクノロジーの利活用も、ひとつの有効な対策となります。

図表5　立位・座位選択可能方式の例

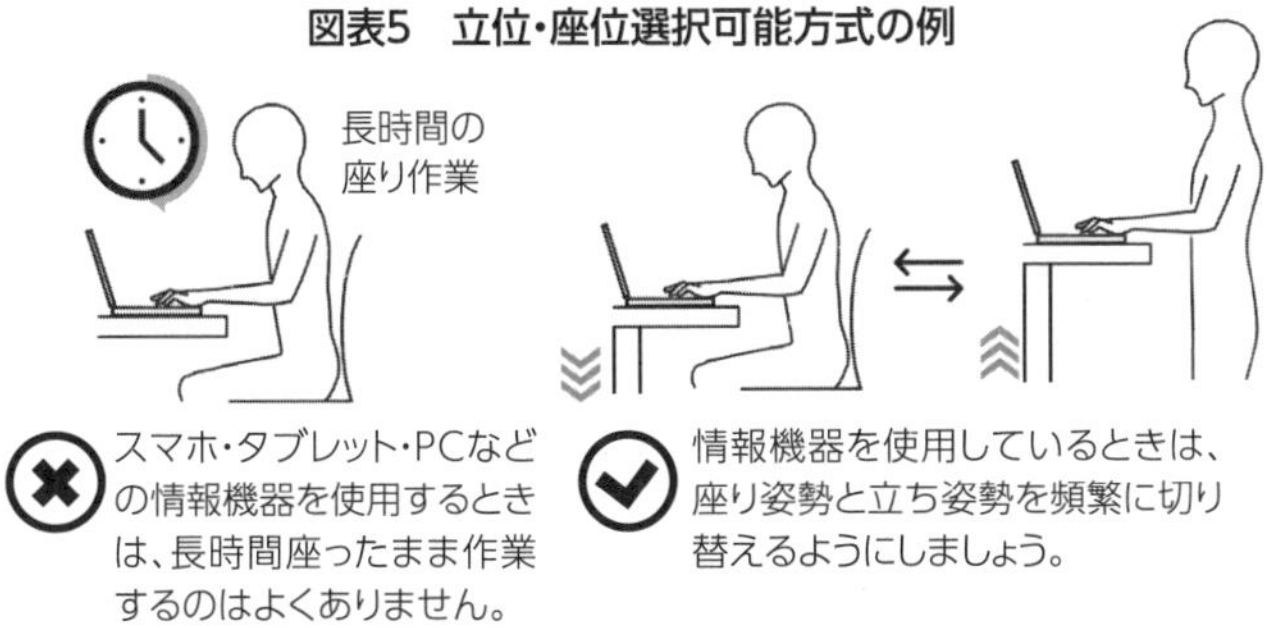
長時間の座り作業
スマホ・タブレット・PCなどの情報機器を使用するときは、長時間座ったまま作業するのはよくありません。
情報機器を使用しているときは、座り姿勢と立ち姿勢を頻繁に切り替えるようにしましょう。

（一般社団法人日本人間工学会『タブレット・スマートフォンなどを用いて在宅ワーク/在宅学習を行う際に実践したい7つの人間工学ヒント（翻訳版）』日本人間工学会、2020 より）

③活動や休憩の時間や配分を自分で決められるようにする

「座る」時間を減らし、「立つ」時間を増やすことで身体活動性を高めることが重要であることは、おわかりいただけたかと思います。それではあなたが経営者であれば、社員に椅子を提供するのを止め、常時立たせる方式に変更するでしょうか。実は、この方法には、あまり効果が出ない可能性が懸念されています。

「身体活動パラドックス」として知られる、有名な現象があります。これまで世界中で行われてきた研究を総合してみると、仕事上で行う強度が中〜高程度の身体活動は、心血管病のリスクを高め、病欠や失業の期間を長くし、労働寿命を短くするとされています。一方、余暇で行う運動は、心血管病を改善するという矛盾が生じているのです。

なぜ量的に同じ身体活動であっても健康への影響は逆転するのか、さまざまな仮説が提唱されていますが、有力な解釈のひとつは、自律性や裁量性の担保が要因である、という考えです。余暇で行う運動や休憩は自分の好きなように選択できますが、多くの労働場面では労働時間が定められ、業務内容は他人から指示されます。このような自律性の違いが、健康への影響に作用していると考えられています。

ひとつの証拠として、2万人の労働者集団を7年間追跡調査した、フィンランドでの研究があります。働く時間や配分、休憩の取得状況に対し、労働者自身に裁量が多く与えられていると、病気や休業が減少するとわかったのです。働く人

※13　「セルフモニタリング」とは、歩数や消費カロリーなど自分自身の状態を、センサーによりリアルタイムに計測・見える化した情報のこと。

「健康情報の提供」とは、〝1時間に10分休憩しましょう〟など、一般的な健康習慣に関する情報ガイダンスのことで、ここでは自分のセンサー情報とは関係のないものを指す。

ここでいう「複合的な介入」とは、たとえば1日に歩く歩数の目標を自分で設定し、実際の歩数を目標と照合し、健康に関する情報を定期的に取り入れるということで、このような取り組みをすることが身体不活動時間を減らすことにつながる。

自らが仕事のオン・オフを適切に設定できる、すなわち自律的な裁量が与えられていることが、健康増進につながります。強制的に決められた条件では、逆に健康への悪影響が生じます。

座りがちな労働・生活様式から現代の私たちの健康を守るためには、ルールや制度で座る時間を定めるのではなく、本人自らが「座ること」の影響を理解し、自律的かつ意識的・無意識的に「立つこと」を選択するよう、さりげなく行動変容を促すしかけ作りが重要となります。

座る、歩く、寝るのバランスを見直して

ヨーロッパ近世の医師・パラケルスス[※14]は、「あらゆるモノは毒である。毒か薬かを区別するのはその服用量による」と唱えたそうです。「座ること」も同様に、適度に座ることは薬になりますが、座りすぎは健康に有害です。

もしも360万年前のアウストラロピテクスがタイムマシンに乗って現代に降り立ったら、常に座って生活をしている現代の人類の姿はどのように映るのでしょうか。直立二足歩行を放棄した〝退化した新人類〟と映るのかもしれません。

新型コロナウイルスの流行に伴うテレワークの増加により、座る時間がますます増えている今こそ、本稿が「座ることの意味」を考えるきっかけになれば幸いです。

※14 パラケルスス（1493〜1541）
16世紀に活躍した、医学者。錬金術師でもある。

子どもの生活習慣病
～肥満を予防しましょう～

名古屋市立大学医学部　臨床教授／大同病院　副院長・小児科部長
水野　美穂子

コロナウイルスの流行により家庭で過ごす機会が増え、運動不足や不規則な食事から肥満になる子も多いのではないでしょうか。どういう子が肥満になりやすいか、子どもの肥満と大人の肥満はどこが違うのか、どんな問題が起きやすいのか、そして肥満を予防する方法などについてお伝えします。

子どもの肥満の目安

ここ20年の間に、肥満の子どもが増えてきました。米国や中国ほどではありませんが、小学校6年生の男児のおよそ10人に1人が肥満傾向にあるといわれています（図表1）。

小学生の身長は1年間に平均5～6cm伸びますが、体重は通常3kg程度しか増えません。これまでは肥満を指摘されていなかった子も、身長に比べて体重の増加が大きい場合は注意が必要です。典型的な肥満の子どもの身長と体重を、学校

図表1　肥満度20%以上の児童の年次推移

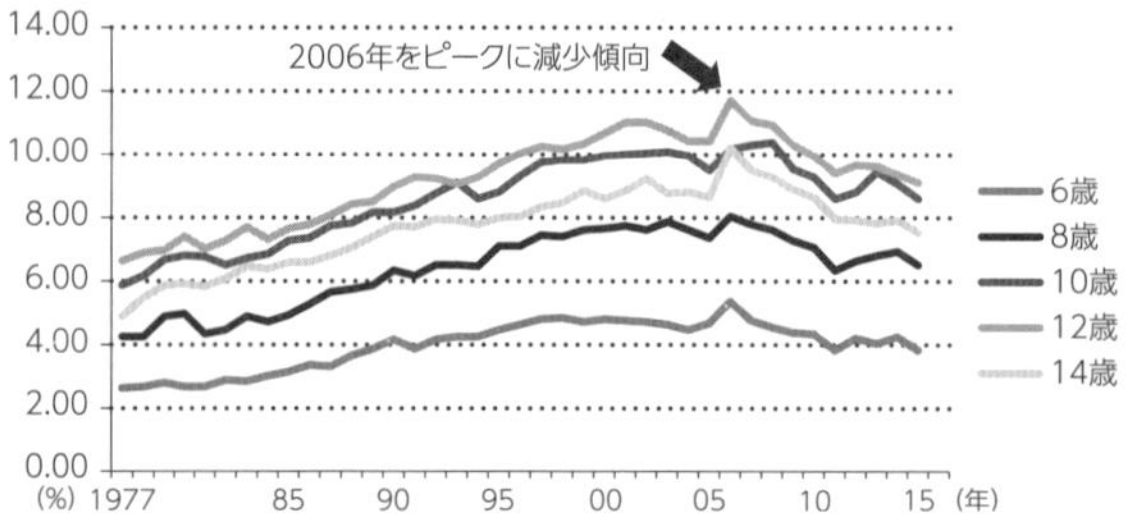

（文部科学省学校保健統計 2015より）

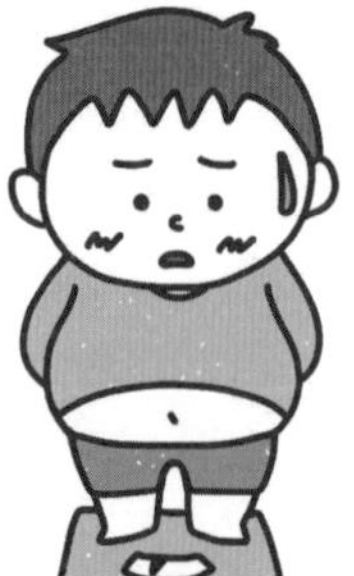

検診で使われるグラフ上に、太線で示します（図表２）。

子どもの肥満の目安になるのが、「肥満度」という数字です。年齢や身長からみた標準体重と比べて、今の体重がどれくらい重いかを調べます。たとえば、小学校１年生の男児で標準的な身長１１５㎝のお子さんの標準体重は20㎏ですが、24㎏以上あると肥満度20％で「肥満傾向」ということになります。図表を参考にしてください（図表３、４）。

肥満度が30％を超えたら、小児科を受診することをおすすめします。肥満度が50％以上になると「高度肥満」で、メタボリック症候群の可能性が高くなります。

「肥満度」以外にも簡単な目安があります。「腹囲」です。一番細いところではなく、おへそのまわりを測ります。これは成人も同じです。小学生で75㎝以上、中学生で80㎝を超えるとメタボリック症候群の可能性があります。

図表2

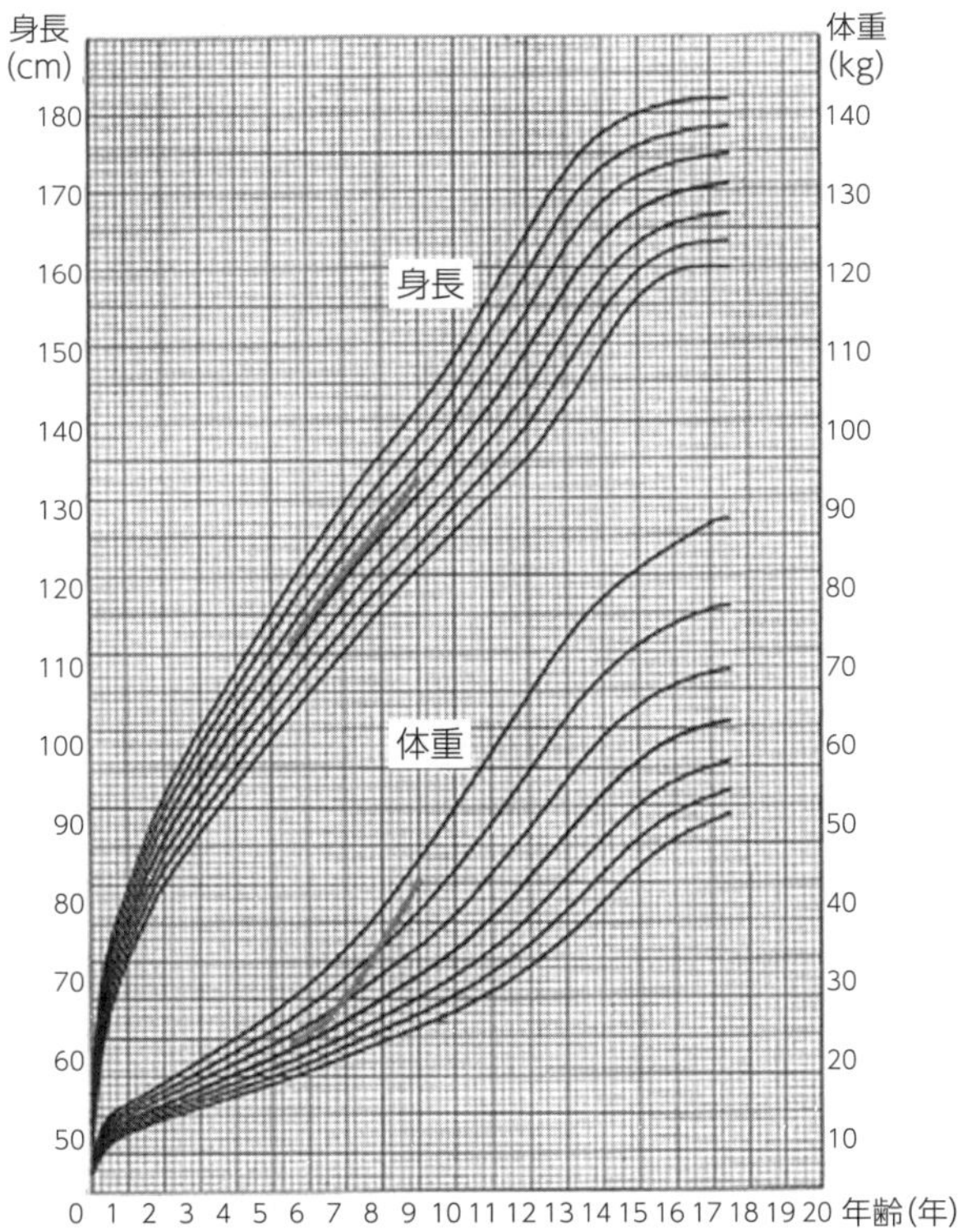

（(公財)日本学校保健会発行「児童生徒の健康診断マニュアル(改訂版,2006)」より）

子どものとき肥満だった子は大人になっても肥満!?

赤ちゃんの時期は、たくさんミルクを飲んで太っていても大丈夫です。成人の肥満につながるのは、幼児期の肥満だといわれています。3歳児健診で肥満を指摘された子の3割が、成人したときにも肥満であると報告されています。

両親が肥満だと、子どもも肥満になりやすい傾向があります。子どもの肥満は、両親の生活や食事の習慣と、遺伝素因に関係しています。

子どものときに「肥満」といわれても、早めに指導を受ければ改善します。しかし、肥満度が高くなると治りにくくなります。子どもの肥満に気がついたら、早めに小児科医に相談してください。

肥満になりやすい食事と生活習慣

肥満の子によくみられる生活習慣と、食事習慣のチェックリストを載せました。

[食事の習慣]

・早食い
・夕食後にデザートを食べることがよくある
・菓子パンをおやつに食べることがよくある

図表3　肥満の目安になる身長と体重　(男児)

身長(cm)	標準体重	肥満度20%	肥満度30%	肥満度50%
110	18kg	22kg	24kg	27kg
120	23kg	26kg	29kg	33kg
130	28kg	32kg	35kg	40kg
140	35kg	40kg	43kg	50kg
150	42kg	49kg	52kg	61kg
160	50kg	59kg	64kg	73kg

図表4　肥満の目安になる身長と体重　(女児)

身長(cm)	標準体重	肥満度20%	肥満度30%	肥満度50%
110	18kg	22kg	23kg	27kg
120	23kg	26kg	29kg	33kg
130	28kg	32kg	35kg	40kg
140	35kg	40kg	43kg	50kg
150	43kg	52kg	57kg	65kg

・ビュッフェ式のレストランへ行くことが多い
・冷蔵庫に清涼飲料水がいつも入っている
・給食をおかわりすることが多い（牛乳も）

［生活習慣］
・テレビを見たり、ゲームをしたりする時間が多い
・運動の機会が少ない
・家ではすぐにゴロゴロ横になる
・夜更かしをして朝が起きられない
・朝ごはんを食べない

肥満外来に来る子どものお母さんがたは「うちの子、それほどたくさん食べていないのですが…」とよく言われます。しかしお話を伺うと、やはり食事に問題がありそうです。わたしたちの肥満外来では、栄養士さんによる食事指導を行っていますが、普段の食事内容をチェックすると、１食あたり１千kcal以上も食べさせている家庭もあります。

１日の摂取カロリーの目安を図表５に示します。運動量や男女差もありますが、おおむね小学校低学年だと１５００から１８００kcal、高学年だと２２００kcal以上です。中学生になると、男子は２６００kcal、女子だと２４００kcalは必要になります。

図表5　1日に必要な栄養の目安

年齢	エネルギー必要量(kcal)		米飯の量(1食あたり)g	
	男児	女児	男児	女児
6-7	1,550	1,450	120	120
8-9	1,850	1,700	150	130
10-11	2,250	2,100	180	160
12-14	2,600	2,400	200	190

「肥満の治療では食事を減らすことが大切」といわれることが多いですが、子どもの場合は、「成長」に必要な栄養はしっかり摂取する必要があります。「過剰な食事量」を適正な食事量にすればいいわけです。

過剰な栄養素のひとつが、炭水化物です。肥満の子に共通しているのが「ご飯（白米）が大好き」だということ。白米をほとんどかまずに、お代わりして食べるのが典型例です。適正な量は、たとえば小学校低学年なら一食あたり120gくらい、高学年なら180g、中学生男児だと200gが目安になります。ご家庭でいちど測ってみてください。120gというのは子ども用のお茶碗に軽く一杯。200gは大きめのお茶碗に一杯です。

誤解を招くといけません。白米がいけないわけではありません。むしろ、白米を主食とした和食の献立がおススメです。

図表6　ごはんの量の目安

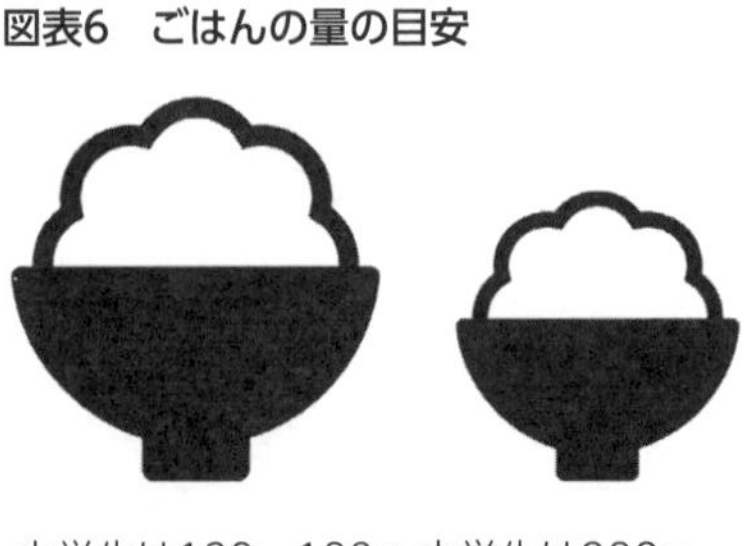

小学生は120〜180g、中学生は200g

おやつの与え方

間食は一切ダメ、というわけではありません。保育園や学校から帰ってきた後に、おなかがいっぱいにならない程度の小さなおやつを食べさせるのはよいでしょう。

目安はおよそ200㎉です。子どもが好きなお菓子のおおよそのカロリーを知っておくとよいと思います。代表的なものでは、ポテトチップス（「プロ野球チップス」）が1袋あたり123㎉、「じゃがりこ」などのスナック菓子が300㎉、「きのこの山」や「ポッキー」などのチョコレート菓子が1箱400～500㎉です。1箱全部食べるとカロリー過多になる場合が多いので、何回かに分けて与えます。お子さんと買い物に行ったときなどに、一緒にカロリーチェックをするといいと思います。子どもたち自身が、カロリーの高さを知ることが大切です。

よくないおやつの与え方は、お腹が減っているからと「菓子パン」をまるっと1個食べさせてしまうこと。菓子パンは1個あたりおよそ300から400㎉と、思った以上のカロリーがあります。

次にいけないのは、「太ってはいけないから」と、少しずつ何回も、おやつをつまませること。これは結局、食べ過ぎになります。夕食の後のスイーツも好ましくありません。おやつの与え方を工夫するだけで、体重を減らせます。

清涼飲料水も同様です。1本あたりのカロリーは大したことありませんが、毎日少しずつのカロリーオーバーを積み重ねることが体重増加の原因となります。

体重を減らす活動は？

運動をがんばれば体重は減らせるでしょうか？　実は1時間ランニングをしても、消費できるカロリーは「ケーキ1個分」にもなりません。運動だけでは体重は減らせないのです。

しかし、運動だけでなく、家でお手伝いをするなどこまめに体を動かすことで「内臓脂肪」を燃やせることがわかっています。肥満の治療では、体重をコントロールすることと、内臓脂肪を減らすことの両方が大事です。家での生活が長くなると、運動量は普段より少なくなり、退屈でつい食べてしまうという、肥満にとって最もよくない行動パターンになってしまいます。

結論からいえば、運動だけでは体重は減りません。食事量を調節して体重を減らし、活動量を増やして内臓脂肪を減らすことが大切です。

子どもの肥満　Q&A

Q．子どもにもメタボリック症候群がありますか?

「メタボリック症候群」は内臓脂肪が原因で、動脈硬化による高血圧、脳卒中、狭心症や糖尿病などが生じる病気です。実は子どもでも、高度肥満になると内臓脂肪が増加し、脂肪肝やメタボリック症候群となります。

子どもは成人と違い、肥満であっても血液検査では異常が見つからないことが多いです。しかし、「だから大丈夫」ではありません。内臓脂肪の多い状態が続くと「血液検査の異常」などメタボリック症候群の症状が出てきます。肥満の治療には、内臓脂肪を減らすことがとても大切です。

成人と違って子どもの人生は長く、肥満の状態が持続することが問題となります。

図表7　子どものメタボリック症候群

1. おへそのまわりの腹囲
小学生**75cm**以上　中学生**80cm**以上（男女とも）

2. 血液中の脂肪
中性脂肪 120mg/dl以上
HDLコレステロール 40mg/dl未満

3. 血圧
125/70mmHg以上

4. 食事前の血糖
100mg/dl以上

Q．内臓脂肪は運動不足で増えるの？

内臓脂肪は、前述のように運動で燃やしやすいといわれています。激しい運動を短時間にするのではなく、ゆっくりした運動で長時間汗をかく方が、内臓脂肪を落とすのには効率がよいといわれています。

食事で体重をコントロールし、毎日体を動して内臓脂肪を減らすことができれば、肥満治療は完璧です。

Q．子どもの肥満は学習、運動など生活すべてに関わりますか？。

高度肥満はメタボリック症候群をはじめ、さまざまな健康障害の原因になります。一見関係がなさそうですが、気管支ぜんそくも、肥満があると重症化します。成人の生活習慣病と思われている脳卒中や心筋梗塞、糖尿病は、子どもの頃から徐々に始まっています。

肥満は体の健康を害するだけでなく、心の健康にも大きく関わります。肥満の子どもたちはいじめを受けやすい、自分に自信が持てない、不登校になりがち、などといわれています。ストレスから食べすぎていたり、不登校で運動量が減ったために肥満になっている場合もあるかもしれません。

肥満は学習、運動など子どもの生活すべてに関わってきます。夜更かしをして朝起きられない、朝ご飯が食べられない、テレビゲームやスマホをいじる時間が長いなど、生活習慣の乱れがある子どもたちには特に、肥満が多いとされています。

図表8　おなかのCT写真

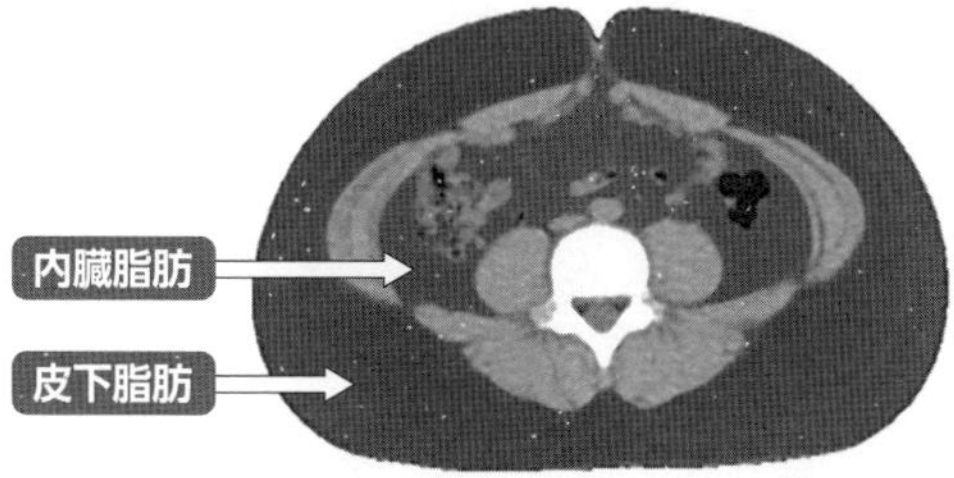

内臓脂肪が増加した状態

Q. 肥満の子どもの治療方法は？

肥満外来では、前述のチェックリストを参考に、肥満の原因が何か、お母さんたちと一緒に考えます。

運動量が多い子であれば、少し多めに食べても大丈夫です。大切なのは、ゆっくりよくかんで食べること。米飯の食べすぎはいけませんが、少なすぎるとお腹が減って、おやつが食べたくなってしまいます。

子どもは成長過程にあるので、必要な栄養は摂るようにします。厳しい食事制限はしません。無理なことがわかっているからです。「ジュースをやめる」「お腹が減ったら菓子パンよりおにぎり」など、達成できそうな指導をします。

生活習慣については、「週1回スイミングに行く」程度の運動では体重を減らす効果は期待できません。むしろテレビゲームなどの時間を制限する、早寝早起きをする、お手伝いをするなど、生活習慣全体を見直すことが大切です。

まずは就寝時刻です。小学校低学年は8時、高学年は9時、中学生は10時の就寝を目標にしましょう。ゲームやテレビを観る時間は、学校がある日なら1時間、学校がお休みの日は2時間までが理想です。

「スマートノート」をつけよう

食べるべき量がわからない場合は、体重を毎日グラフにつけることをお勧めします。私たちは「スマートノート」と名づけたグラフをお渡ししています。「スマート（smart）」は英語で「賢い」という意味で、「スマートになりたい、賢くなりたい」という子どもたちの気持ちを代弁したノートです。

毎日体重を測定して、ノートに記録します。目標体重はほとんどの場合「今の体重を増やさないこと」。今まで毎月のように体重が増加していた子が、どこまで体重を増やさないようがんばれるか。ノートには体重以外に達成したい目標が書かれています。たとえば「毎日なわとびする」や「お手伝いをする」などです。とても大変なことですが、スマートノートを記録している多くの子どもたちが、目標体重を達成できています。次のページにサンプルとしてスマートノートの見開き1ページを掲載しますので、ご参照ください。

わたしが外来で診ている子どもたちは「お腹がすいた〜」「スナック菓子を食べながらゲームしたい」という気持ちと闘いながら、肥満治療に一生懸命取り組んでいます。しかし、まわりの大人がその足を引っ張っている話をよく聞きます。夜、コンビニに一緒に出かけてスイーツを買ってくるお父さん。つい甘くなってしまうおじいちゃん、おばあちゃん。家族みんなで協力し、みんなで健康になれるよう心がけていただきたいと思います。

なまえ

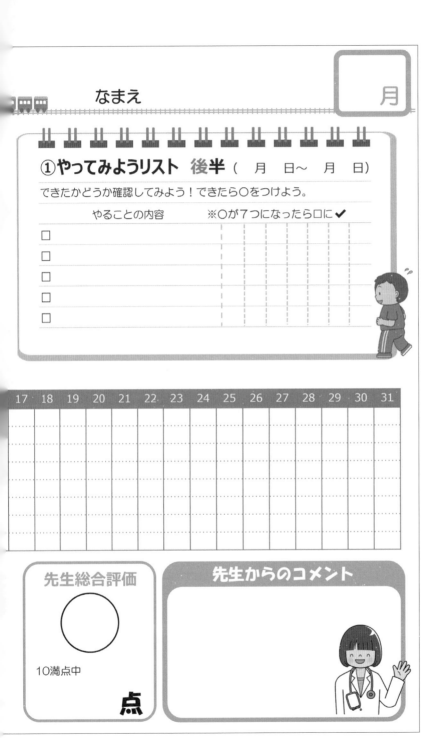

月

①やってみようリスト　後半（　月　日～　月　日）

できたかどうか確認してみよう！できたら○をつけよう。

やることの内容	※○が７つになったら□に✔						
□							
□							
□							
□							
□							

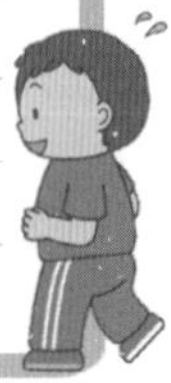

17	18	19	20	21	22	23	24	25	26	27	28	29	30	31

先生総合評価

10満点中

点

先生からのコメント

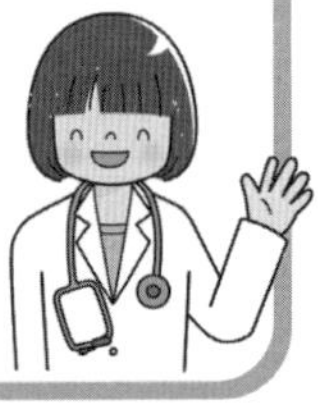

スマート（賢い）ノート

①やってみようリスト　前半（　月　日～　月　日）

できたかどうか確認してみよう！できたら○をつけよう。

やることの内容	※○が7つになったら□に✔						
□							
□							
□							
□							
□							

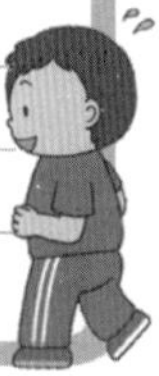

②体重グラフ

※体重目盛りを入力してね

(kg)	1	2	3	4	5	6	7	8	9	10	11	12	13	14	15

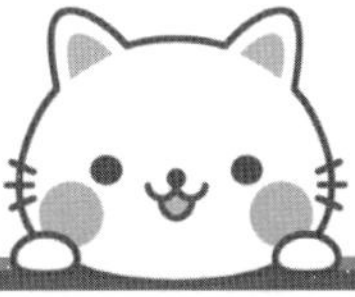

＿＿月 目標体重

kg

前半のじぶん評価

10満点中

点

後半のじぶん評価

10満点中

点

糖尿病の「アドボカシー活動」って？

名古屋市立大学医学部 臨床教授
刈谷豊田総合病院糖尿病・内分泌内科 部長
水野 達央

糖尿病に対する〝だらしない生活を送ってきた人がなる、自己責任の病気〟〝早死にする病気〟などの間違った偏見が、患者さんたちを生きづらくしています。正しい知識を持って、寛容な社会を皆でつくっていきましょう。

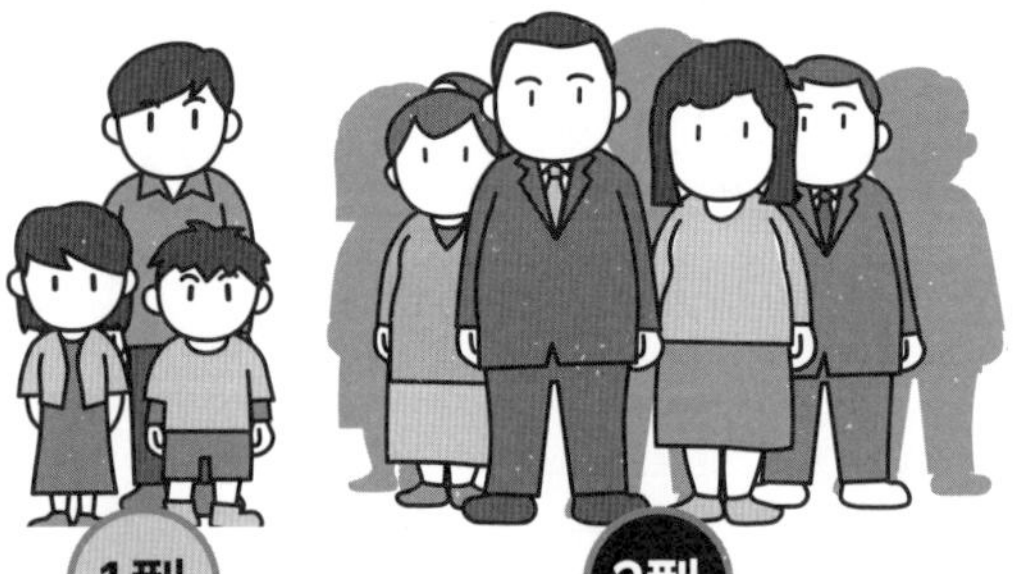

糖尿病患者の権利を守る「アドボカシー活動」

２０１９年の秋、日本糖尿病学会と日本糖尿病協会は合同で、糖尿病患者の「スティグマ」をすすぐための「アドボカシー」委員会を設立し、全国紙に意見広告(写真1)を掲載しました。スティグマ（stigma）は「汚名」や「負の烙印《らくいん》」を示す言葉で、アドボカシー（advocacy）は「権利を擁護または代弁すること」を意味します。カタカナ語がもうイヤになった方、難しい言葉はこれくらいですので、少しがまんしておつきあい願います。

わが国の糖尿病患者は推定1千万人、予備軍を含めると2千万人ともいわれていますが、悲しいことに、世間はいまだに糖尿病に対して〝ぜいたくで〟〝だらしない人がなる〟〝恥ずかしい〟〝自己責任の〟病気であり、〝さまざまな合併症を起こし〟〝早死にする〟といった負のイメージを引きずっています。

糖尿病患者におけるスティグマとは、この負のイメージそのものとそれにより起こり得る、

①結婚、就職、住宅ローンなどで不当な扱いを受ける
②自分が糖尿病になったことを受け入れがたいと感じたり、落ち込んで行動を狭めたり、病気を隠したり、受診を遠ざけたりする
③その結果、病気を悪くしていく

といった不利益のことを指し（図表1）、これらは悪循環しているようです（図表2）。

糖尿病患者が社会で不当な扱いを受けないよう、また適切に治療を受けてもらえるよう、団体として擁護、権利主張していこうというのが、糖尿病の「アドボカシー活動」です。

写真1　糖尿病の意見広告

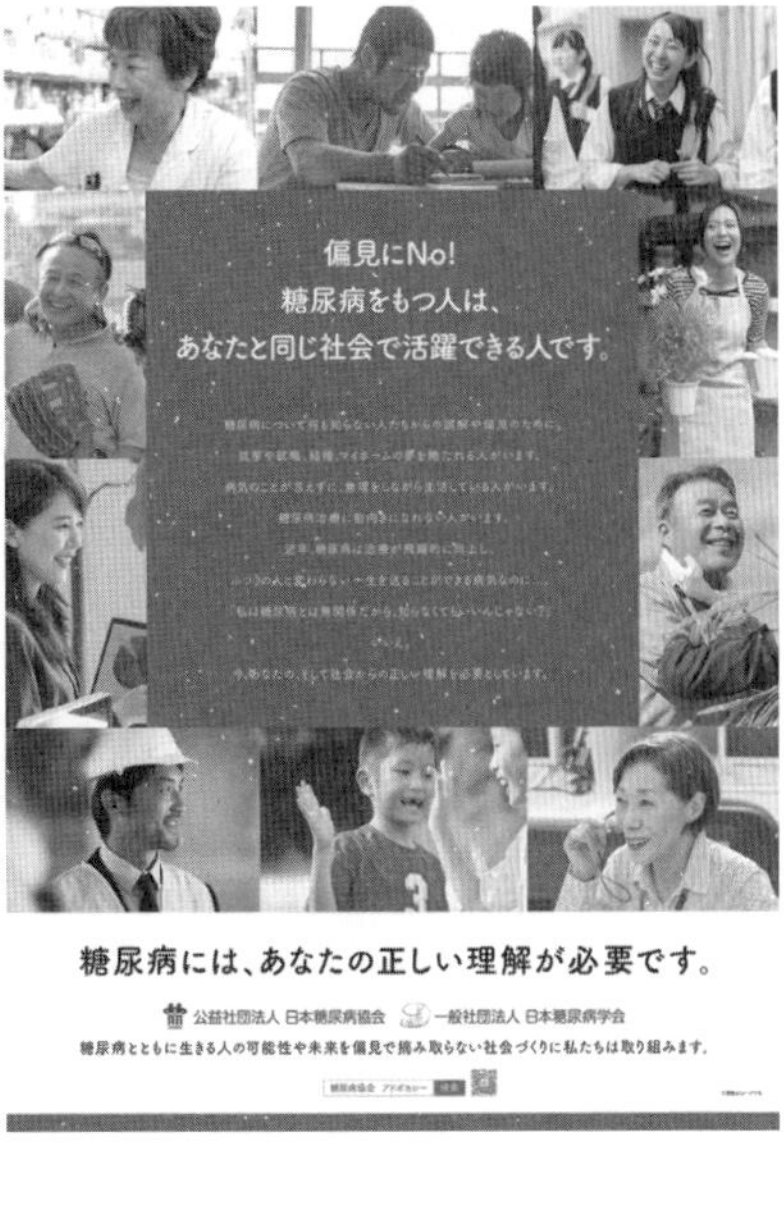
偏見にNo!
糖尿病をもつ人は、
あなたと同じ社会で活躍できる人です。
糖尿病には、あなたの正しい理解が必要です。
公益社団法人 日本糖尿病協会
一般社団法人 日本糖尿病学会
糖尿病とともに生きる人の可能性や未来を偏見で摘み取らない社会づくりに私たちは取り組みます。

（日本糖尿病協会HPより）

「糖尿病」という病名

想像してみてください。あなたはある日、医師から「糖尿病」だと告げられま

す。同じようにありふれた慢性病で、定期的な通院や検査、服薬を指示される「高血圧症」「関節リウマチ」「気管支ぜんそく」などと告げられたときと、感じ方が違うと思いませんか。

わたしの経験では、「イヤだな」「そんなはずはない」「かっこわるい」「何かの間違い。ちょっとやせれば治る」という反応の方が多くいます。はっきり「糖尿病」と告げたのに「糖尿病の気があるだけ」「自分は予備軍」と曲解する方もかなり多いのです。

その理由は、糖尿病に対して前述のような、さまざまな負のイメージがあることに加え、「糖尿病」という排せつ物を想像させる名称そのものにもあるのではないでしょうか。病名がイメージを、イメージが病名を、互いに貶《おとし》めあっているとすら感じます。かつて「痴呆《ちほう》」が「認知症」に、「精神分裂病」が「統合失調症」に名称変更したことにならい、糖尿病も名称変更を模索したことがありましたが、実現しなかったようです。

糖尿病は自己責任なのか

糖尿病への誤解はいろいろなものがありますが、大別すると「糖尿病自己責任論」と「糖尿病重病説、早死に説」に行き着くのではないでしょうか。

糖尿病は①1型糖尿病、②2型糖尿病、③単一遺伝子やほかの病気による糖尿病、④妊娠糖尿病に分類されます。約90％以上が②の2型糖尿病とされ、「生活

図表1　糖尿病のスティグマの類型

	社会的スティグマ（社会的規範からの逸脱、レッテル）	乖離的スティグマ（ステレオタイプからの逸脱）	自己スティグマ（自尊心の低下）
経験的スティグマ（実際の経験）	•生命保険に加入できなかった •住宅ローンを断られた •就職できなかった •寿命が短い	•間食をとがめられた •インスリンを拒否すると叱責された	•病名や診療科 •医療者に「すみません」と謝った
予期的スティグマ（スティグマへの恐れ）	•糖尿病のことを上司・同僚に言わない	•しぶしぶ注射をしている •隠れ食いをした	•宴会や会合に行くのをやめた

（日本糖尿病協会HPより）

習慣病」の代表のようにいわれています。治療に生活習慣の改善が不可欠という意味では、「生活習慣病」という呼称は有用かもしれません。しかし、この言葉も、いかにも〝だらしない生活習慣が招いた〟〝自己責任の〟病気をイメージさせる言葉だと感じられます。

2型糖尿病は、無数の遺伝因子と、母胎内の環境、生後の脂質摂取、肥満、睡眠、ストレス、加齢などの環境因子とが複雑に絡みあって発症する多因子疾患とされています。発症の原因についてはまだ研究途上で、何もわかっていない、といっても過言ではありません。周囲を見渡せば、肥満、やせ、運動習慣がある人／ない人、暴飲暴食してしまう人…などさまざまな人がいる中で、必ずしもこれらと糖尿病の発症が一致していないことに気づかれるでしょう。「あいつはだらしないから糖尿病になったが、俺はまじめに努力しているから糖尿病にならない」なんて自信を持って言える人が、どれほどいるのでしょうか。そう言っていた人に限って、自分が糖尿病と知らされると「いや、そんなはずはない」と曲解するようです。

昨今では、低所得者やシフトワーカーほど、糖尿病の有病率や重症化率が高いというデータも世界中で出ています。これは、貧困層ほどファストフードなど安価で偏った栄養を摂取しがちで、比較的裕福な層の方が運動、食事、休養、医療にお金や時間を費やす余裕があり、これらの教育を受ける環境があるから、と考えられています。糖尿病が〝ぜいたくでだらしのない人がなる自己責任の病気〟

図表2　スティグマの悪循環

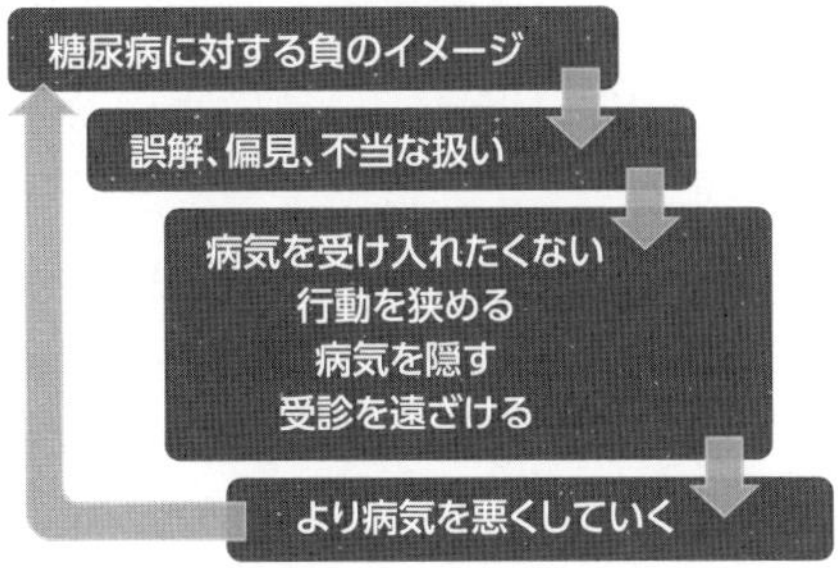

というのはまったくの誤解であり、責任はむしろ、貧困や働き過ぎを放置する社会にこそあると考えます。

糖尿病は重病で、早死にしてしまうのか

日本糖尿病学会の「糖尿病の死因に関する委員会」は、1970年代からの糖尿病患者の死因や死亡時年齢を調査分析し、おおむね10年ごとに報告（以下、「本報告」と記します）しています。大規模で詳細なデータで、現場の診療にも国家的な糖尿病対策にも役立つ、有用なものです。

糖尿病の合併症には、網膜症、腎症、神経障害（細小血管合併症とも3大合併症とも呼ばれます）[※1]が古くから知られていましたが、やがて虚血性心疾患、脳梗塞、末梢動脈閉塞症（大血管合併症）が加えられ、最近では歯周病、骨粗しょう症、認知症、がんも糖尿病と関連することがわかってきました。本報告によると、糖尿病患者の死因の1位は、90年代、00年代ともに悪性新生物、すなわちがんです。「ほら、やっぱり糖尿病は合併症だらけ。とどのつまりはがんになって死んでしまう」と思われるかもしれませんが、そうではありません。

3大合併症以外の合併症には、さまざまな要因、特に加齢が大いに関与しています。別の言い方をすれば、糖尿病患者は合併症を克服し、寿命が伸びたことで、立派に一般の高齢者の仲間入りをして、同じ病気に悩み、同じ死因で亡くなっているといえます。実際、本報告も、日本人糖尿病患者が血管障害で死亡する割合

※1　細小血管合併症、大血管合併症
糖尿病腎症や糖尿病網膜症は、顕微鏡や眼底鏡で観察すると、特徴的な血管異常をきたしているのがわかります。ゆえにこれらは、「細小血管合併症」と呼ばれます。糖尿病神経障害も含めた3大合併症は、高血糖による代謝異常で細胞の機能が障害されること、そして血管の細胞にこの機能障害が起こることによって血流が障害されることによると考えられています。「細小血管の障害」は、3大合併症の結果でもあり、原因でもあります。
大血管合併症はアテローム性動脈硬化症（比較的太い動脈に、コレステロールなど脂肪からなるドロドロした物質が溜まって血液の流れが悪くなる病気）によって血流障害で組織が死んでしまう病気です。

は低下し続けているとしています（図表3）。

「一般の人より寿命が短い」ということについては、『国民衛生の動向』という出版物にある「平均余命」と、本報告で調査した「糖尿病患者死亡時年齢」とを比較したデータが、本報告内に載せられています。ところがこれは統計の世界では絶対にしてはならない「違う物差しで測ったもの同士を比較する」手法であり、本報告でも単純比較できないと明言しています。

しかしながらわたしたち専門家は、講演、出版物、新聞・テレビの報道などに、わかりやすいデータとしてこの比較を引用してきました。これが、このデータがひとり歩きしてしまったことに影響したことは、否めません。

1型糖尿病患者の生き方に影を落とすスティグマ

1型糖尿病は、2型糖尿病に比べ患者数が少なく、若年者に多い病気です。生活習慣とはまったく関係なく、乳幼児から高齢者まで、誰にでも突然起き得る、インスリン分泌障害に基づく病気です。大半の症例で、頻回自己注射療法などのきめ細かな治療が、生涯に渡って必要になります。

わたしたち医療者は患者さんに対し、「この病気は誰も悪くない、足りないのはインスリンだけ。正しく治療すれば病気でない人となんら変わらない一生を送れる」と理解していただき、自信をもっていただくように努めていますが、小児

図表3　日本の一般人と糖尿病患者の死因の変遷

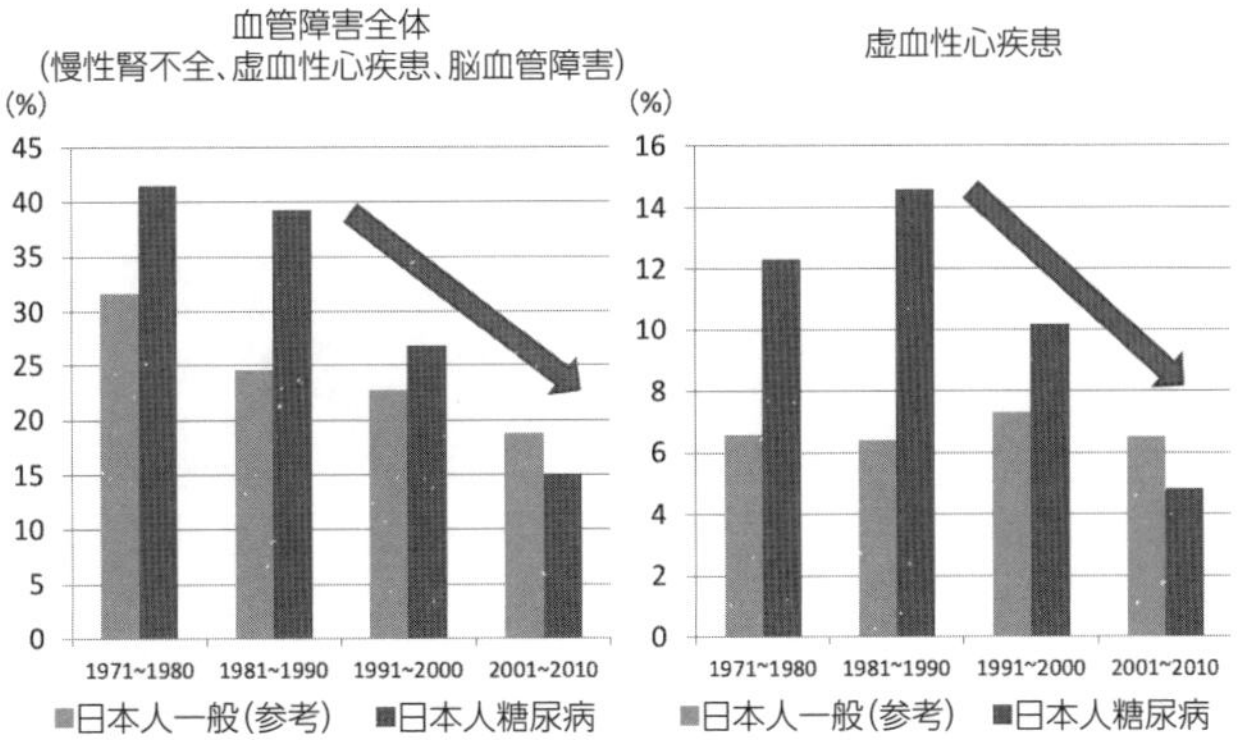

期にこの困難な病気になったときの、患者であるお子さん自身や親御さんの絶望感は、やはり計りしれないものです。

「自分たちの育て方が間違っていたのか」と自分たちを責めたり、血糖値が少しでも逸脱すると子どもを叱責したり、逆に過剰に甘やかしたり…育児方針で夫婦間や祖父母との関係が悪化してしまう親御さんもいらっしゃいます。そして患者自身も、イヤな血糖測定や自己注射をサボったり隠したり、過剰な量を注射してしまったり、学校に行かなくなってしまったりします。

親御さんたちには、子どもに自立して欲しいという願いがありながら「私たち親がここまでしてあげないと」「学校や保育園がここまでしてくれないと」などの葛藤があります。学校や保育園の担任や保健室にも、事故に対する恐怖から「これは無理、できない」「親がここまでやってくれないと困る」などの葛藤があります。その葛藤の末に、「修学旅行やめておこうか」「将来○○になりたかったが、無理かな」などと、子どもの患者の学習や行動を狭めてしまう可能性もあります。

1型糖尿病患者さんのこれらの悩み、葛藤には、病気のことを周囲の誰に、どこまで伝えられるかが鍵となっています。友人関係や進学、就職などに不利に働いたりするのでは、という恐れを抱き、周囲に病気をなかなか伝えられないことは、糖尿病のもつスティグマそのものといえるでしょう。

1型糖尿病患者さんの生きづらさには、病気自体の困難さもありますが、このスティグマが影を落としているように感じます。

図表4　定期的に必要な血糖測定とインスリン注射

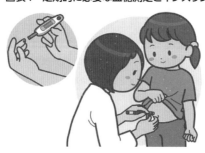

スティグマを形づくったのは誰？

糖尿病に対するこれらの負のイメージは、実に根深いものです。患者自身の誤解や世間の無理解の前に、このイメージを変えようとする医療者の努力も足りなかったかと思います。

健診で「メタボリックに該当」などと判定されると、保健師が保健指導をしますが、これを経験した、あるいは誰かが指導されているのを見たことはないでしょうか。糖尿病と診断された人に対する「糖尿病教育入院」「糖尿病教室」をポスターなどで見かけたり、実際に参加されたりした方もいらっしゃるでしょう。

この「指導」や「教育」という言葉が、そのつもりがなくても、「あなたの生活が問題」「患者はおとなしく言うことを聞くべし」というイメージを想起させ、受ける側を萎縮、反発させているかもしれません。

また、医療者が使う「重症化するとこうなりますよ」というような恐ろしい写真を散りばめた教材にも問題があります。患者さんが糖尿病を放置したり、始めた治療を中断したりするのを防ぐのに、このような教材が時には必要かもしれませんが、行動を萎縮し、「自分がこんな恐ろしい病気であるはずがない」と病気そのものに耳目をふさいでしまう患者さんもいます。わたしたち医療者にも、大いに反省すべき点があると感じています。

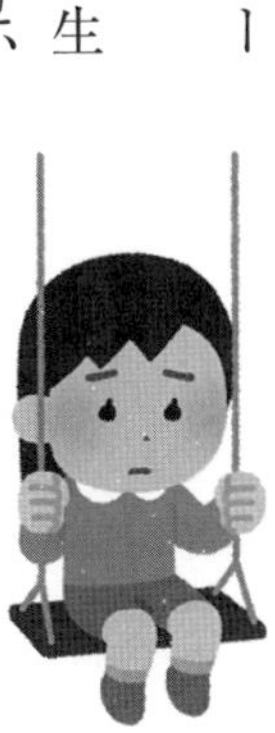

寛容な社会に

すべての人に、老いは等しく訪れます。そして、誰がいつ、がんや、認知症、糖尿病になるかはわかりません。国民皆保険制度は、富める人も貧しい人も、全国どこでも等しく医療を受けられる、日本が世界に誇る互助制度です。「国の当然の責任」と思っている方も多いかもしれませんが、全国民が当事者を思いやり、その身になって考える寛容さ、優しさが基盤にないと成立しません。

しかしながら、昨今では病気に限らず、自分と立場を異にする人たちへの理解を示さず、何か事件や事故が起きると「自己責任」にしてしまうような論調が幅をきかせており、この互助の考え方が揺らいでいるように感じます。

「糖尿病のアドボカシー活動」のために、いち糖尿病専門医というちっぽけな歯車であるわたしができることは、わずかしかありません。ただ、今回このような大勢の人の目に触れる出版物に執筆する機会を得ましたことで、なんとか少しでも寛容で生きやすい世の中になって欲しい、という願いを込めて、この題を選びました。

本稿をお読みくださった皆さん、糖尿病患者の方には誇りを持って療養し、積極的に社会に出て行っていただきたいですし、患者でない方には糖尿病患者に、ひいてはすべての病める人たちへの寛容、共感、優しさを持ちあわせてくださいますよう、切に願います。

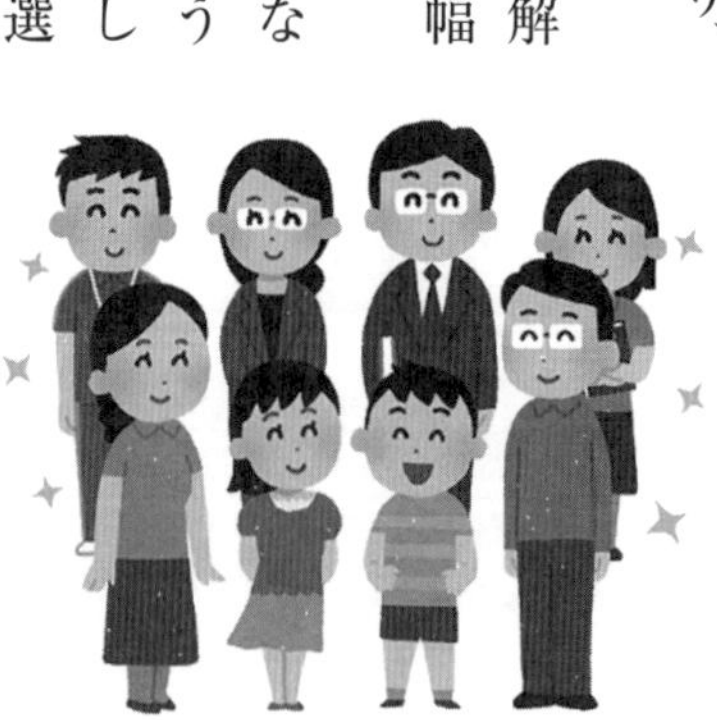

コラム
Column
1

自己肯定感を心に抱くために
〜自らを認め、許し、愛すること〜

看護学研究科がん看護・慢性看護学　准教授　小田嶋 裕輝

コロナ禍において人との接触時間が少なくなり、外出行動も自粛となると、自分を見つめる時間が長くなります。人によっては自分を責める気持ちが生じたり、〝消そうとしても消せない気持ち〟で落ち込んでしまったりするでしょう。


自分で自分を責めていると、自分自身に対する前向きな評価〝自己肯定感〟が低くなります。そんなとき、どうしたらよいのでしょうか。ひとつの提案は、自分自身にこんな言葉をかけてあげることです。ゆっくり声に出して読んでみましょう。

「そのような気持ちが生じている自分を認めます」

「そのような気持ちが生じている自分を許します」

「そのような気持ちが生じている自分も含めて、すべての自分を愛します」

いかがでしょうか。心がほぐれてきませんか。

わたしたちはひとり残らず、生まれた瞬間は〝愛され〟〝祝福されて〟います。〝えっ、誰に愛されて？〟と疑問に思われましたか？それはきっと「その人が願うところの最も崇高なもの」にです。それは、ある人にとってはご両親であり、ある人にとっては天使や仏様かもしれません。いずれにせよ、わたしたちが肯定されて生まれてきたことは確かです。だからこそ、今の自分の、ありのままの生き方を肯定してよいのです。

自己肯定感を抱けないときは、どうしたらよいのでしょう。罪悪感に捕らわれてはいけません。周りに助けを求めましょう。わたしたちは社会から、あまりに自助（自己解決）を求められ過ぎてはいないでしょうか。自助を過度に強調し、求めてくる人間は、大病や慢性病にかかった経験が少ないのかもしれません。


しかし、それに向き合ったときに生じる怒りや悲しみも、貴重な経験です。そのような気持ちが生じた自分自身を認め、許し、愛することから始めましょう。他者への優しさは、自己犠牲から生じるものでも、他者から強制されるものでもありません。自分自身へのゆるぎない信頼と、愛から生じた気持ちの表現です。

どんな状況においても、どうか〝ご自愛〟ください。

子どもから大人までの肩の痛み

医学研究科運動器スポーツ先進医学　寄附講座講師　吉田　雅人

人体にある関節の中で、肩の関節は最も動きの範囲が大きい関節といわれています。その一方で、最も外れやすく脱臼しやすい関節である、という面もあります。子どもから大人までの、肩の病気について紹介します。

ボールを投げると肩が痛くなる？

高校野球の全国大会である甲子園やプロ野球に代表されるように、野球は長年日本の中心的な人気スポーツです。近年は公園で球技が禁止されたり、サッカーなど別のスポーツがプロスポーツ化して人気が向上したことで、競技人口が年々減少していますが、人気の高さに変わりはありません。

しかし、ボールを投げるくり返しの動作は、肩の痛みを引き起こします。野球少年が肩の痛みでクリニックや病院を受診するケースは、非常に多いのです。

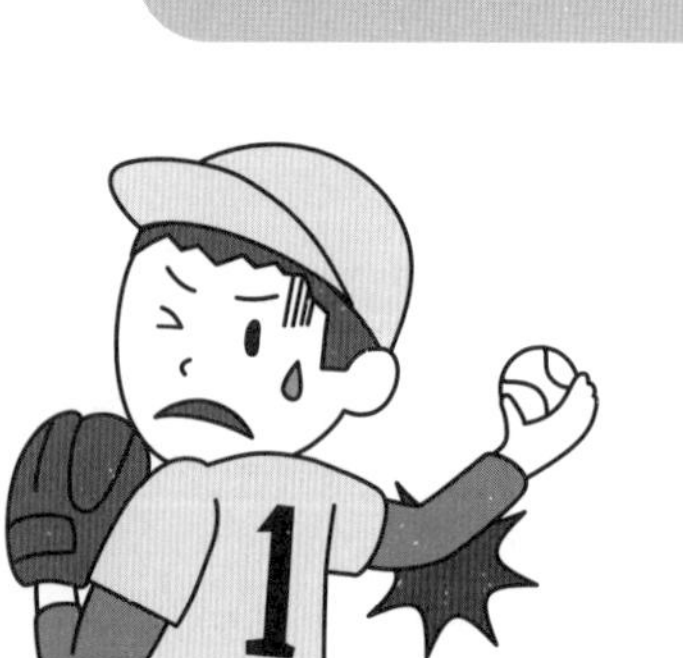

ボールを投げることで肩の痛みが起こる原因には、複数の要素が考えられますが、特に

①1日にボールを多く投げすぎてしまう投げすぎ
②ストレッチ不足など、身体のコンディショニングの低下
③ボールを投げるフォームの不良

が挙げられます。

近年は、高校野球のピッチャーの1試合で投げる投球数の制限などが提唱されています。もっと細かくいえば、年齢によって1日に投げる球数の制限が、小学生では50球、中学生では70球、高校生では100球以下にするようにと提言されています。また、連日の投球を避けるなど、休養期間も重要です。

肩の脱臼はくり返す

人体には、さまざまな骨と骨の連結部である「関節」が全部で144個あります。その中でも、肩の関節は〝人体において最も動きの範囲が大きな関節〟とされています。その一方で、不安定になりやすい面もあります。

20歳より若い年齢で初めて脱臼すると、その後非常に脱臼をくり返しやすくなります。肩の関節は、よく〝ゴルフのピンの上にボールが乗っている〟ようだと表現されます。肩甲骨側のすり鉢状の骨の受け皿に、上腕の骨のまるい球状の部分（上腕骨頭）が乗った、非常に不安定な状態です。この骨どうしの結合を支え

図表1　関節包と関節唇

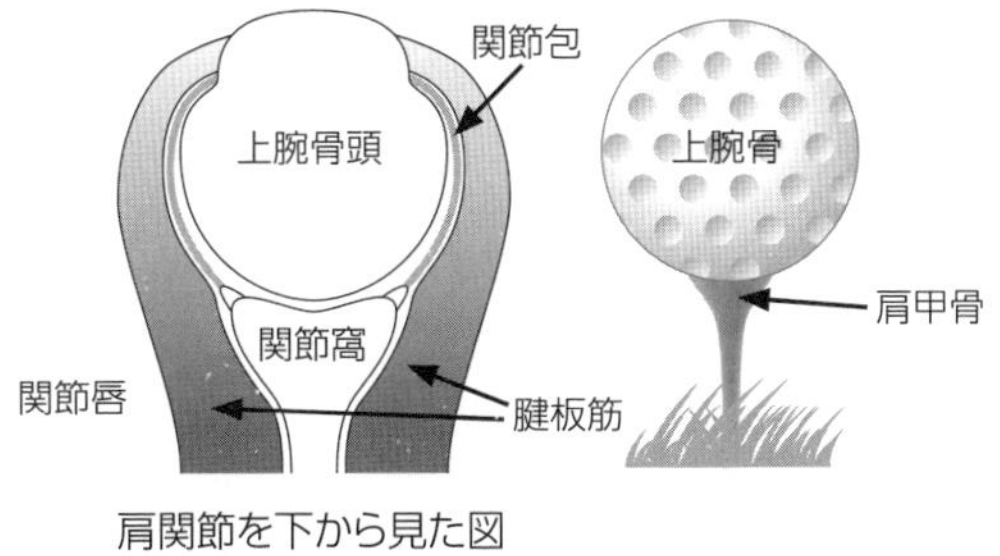

るのが、「関節包」や「関節唇《かんせつしん》」といった組織です。関節包は肩をとりかこむ袋状のやわらかい組織で、関節唇は肩甲骨の受け皿のへりについている組織です。

脱臼すると、この関節包や関節唇が、はがれたり引き伸ばされたりして損傷します。くり返すたびに、肩の安定に必要なこれらの組織が壊れ、さらに脱臼しやすくなるという悪循環に陥っていきます。

肩の脱臼の手術治療

初めて脱臼をした場合には安静にして、脱臼した腕を三角巾などで固定し、損傷した部分が治るのを待つことがほとんどです。くり返してしまう場合には、手術による治療が必要となります。

手術方法は、患者さんの活動レベルや職業、やっているスポーツなどによって、方法が異なります。たとえば仕事でよく重いものを持つ人、スポーツをする人、特にラグビーやアメリカンフットボールなどのような激しいコンタクトが必要なスポーツの選手には、肩甲骨の骨の一部を移植することで、肩の関節の動きより安定を重視した方法を選択します。

一方、野球の投球動作に代表される、手を頭の上に持っていくような動作をする、いわゆる「オーバーヘッドスポーツ」に従事する人には、肩の動きの大きさを損なわず、安定性を得る方法が必要となります。現在最も多く行われている手術治療は、「関節鏡」といわれる特殊な内視鏡を用いて、肩のまわりの皮膚を長さ1cm程度切開し、損傷した関節包や関節唇の修復を行う「関節鏡手術」です。

ボールを投げると、ひじが壊れる？

野球を中心としたボールを投げる競技では、肩に並んでひじの痛みが生じることがあります。原因は年齢によっても異なります。

高校生から成人では、ひじの内側の靭帯《じんたい》の損傷や、長期にプレーしてきたことによる関節の変形などが主体となってきます。内側の靭帯損傷に関しては、リハビリによる治療などを行います。

リハビリなどで治らない場合は、腕の手首を曲げる働きをする「長掌筋腱《ちょうしょうきんけん》」を、本人の腕から靭帯の位置に移植する、靭帯再建術「トミー・ジョン手術」も行っています。アメリカのメジャーリーガーのトミー・ジョン投手がこの手術を受け、メジャーリーグに復帰したことから、そのように呼ばれるようになりました。

骨の変形に関しては、変形がひどくない場合は、関節鏡を用いた小さな傷での手術を行います。この手技は現在、プロ野球選手などがオフシーズンに行うもので、「クリーニング手術」と呼ばれています。

小学生から中学生では、ひじの内側の靭帯が付着する部分の剥離《はくり》や、「離断性骨軟骨炎」[※1]といわれる外側の軟骨の障害が多くなります。ほとんどのひじの障害は症状を伴いますが、離断性骨軟骨炎は、初期には症状がありません。早期に発

図表2　トミー・ジョン手術

2種類の手術法があり、名市大病院では図の靭帯を2つに折りたたんで移植する方法をとっている

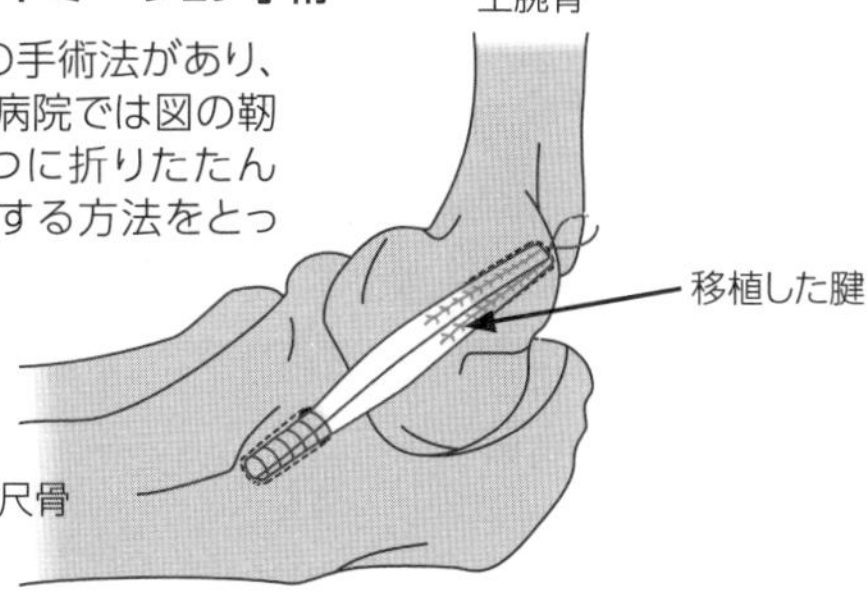

※1 **離断性骨軟骨炎**
関節内の軟骨が傷んだり、重症化するとはがれてしまう病気。

見することができれば手術なしで治療可能ですが、骨の表面の軟骨の障害であるため、骨をチェックするレントゲン検査では、発見することが困難です。

ではどのようにして、症状もなくレントゲンに写らない初期の離断性骨軟骨炎を見つけ、治療すればよいのでしょうか。われわれは数年前から、毎年野球のオフシーズンとなる12月から1月にかけて、名古屋市内の小学生の野球選手に対して検診を行っています。手術を回避できるよう、ひじの軟骨の評価が可能な超音波検査を行い、初期の段階の離断性骨軟骨炎を発見しています。また、こういった障害をどのように予防するかといった点について、ストレッチ方法の講習も行っています。

ケガをしないためには日頃のストレッチが重要

ボールを投げる動作は全身運動です。その動作は足から始まり、股関節、腰などの体幹部を経て、肩、ひじへ動きが伝わり、最終的に指からボールに力が伝えられます。そういった動きの中で、たとえば足や股関節の動きが悪くなった場合は、そのぶん肩などに余計な負担が増えてしまいます。故障に至るケースも少なくありません。ですから、肩まわりだけでなく、全身のコンディショニングの向上が非常に重要となります。

そのためには、日頃のストレッチがとても重要です。また、練習前だけでなく、練習後のストレッチを行うと、筋肉の疲労がとれやすくなり、筋肉が硬くなるこ

図表3　投球動作

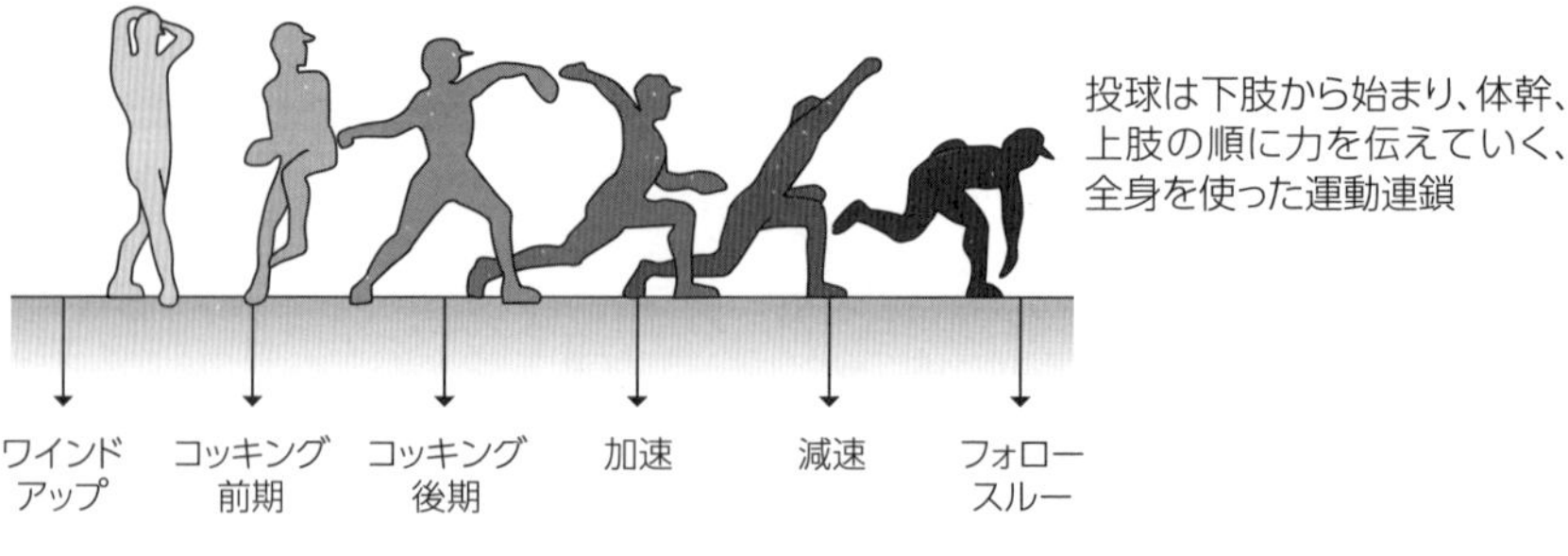
投球は下肢から始まり、体幹、上肢の順に力を伝えていく、全身を使った運動連鎖
ワインドアップ
コッキング前期
コッキング後期
加速
減速
フォロースルー

とによるコンディション不良を防ぐことにつながります。
投球による肩の障害は、その90％以上が手術以外の方法で治癒するため、普段からのケアが非常に重要です。また、理学療法士による理学療法や適格なリハビリを併用すれば、よりしっかりと治癒でき、その後のパフォーマンスの向上につながると考えられます。

五十肩とは？

50歳前後に起こる肩の痛みについても紹介しましょう。「五十肩」という病名は、一度は耳にしたことがあるかと思います。「五十肩」という呼び名は江戸時代、1797年に発行された『俚諺集覧《りげんしゅうらん》』[※2]という書物の中に、「凡《おしなべて》、人五十歳ばかりの時、手腕、骨節の痛むことあり、程すぐれば薬せずして癒ゆるものなり、俗にこれを五十腕とも五十肩ともいう。又、長命病という」と登場します。これが、日本における五十肩に関して最も古い記載とされています。つまり、「五十肩」とは50歳前後で、外傷などの誘因なく発症する肩の痛みであり、日本人の平均寿命が30～40歳代であった江戸時代においては「長命病」といわれていたようです。

現代の医療の分野においては、「五十肩」という病名は存在しません。「肩関節周囲炎」という病名で、定義されています。

「肩関節周囲炎」という名称を文字から見ると、肩の炎症ではなく、肩の周囲の炎症という意味になり、不思議な印象を与えるのではないかと思います。ただ、

※2 俚諺集覧
江戸時代の口語資料として重要な、国語辞書。福山藩の漢学者太田全斎が、自著の『諺苑（げんえん）』を改編増補したものとみられる。

実際にはその名前が示す通り、「肩関節周囲炎」は肩の関節のまわりで骨どうしの連結を支持する、さまざまな器官や組織の炎症の総称です。

現在、男女の平均寿命がそれぞれ80歳を超えるわが国において、痛みの原因は多様化してきています。そして、超音波検査やＭＲＩ検査などの画像診断装置の進化が著しい今、痛みの原因は解明されつつあります。

五十肩はどう治す

肩関節周囲炎の原因として明らかになっているものには、「インナーマッスル」と呼ばれる、肩の深い場所で関節を囲むように存在する「腱板筋《けんばんきん》群」[※3]の炎症や、カルシウムの成分を含んだ石灰が腱板筋内に沈着することで引き起こされる炎症などがあります。炎症そのものは時間経過とともに改善していくことが多いのですが、夜間も眠れないような場合や、じっとしている安静時の痛みが強い場合もあります。そのようなときは無理に動かさず、薬の内服などで痛みのコントロールを図ることが重要です。

また、腕を動かせない状態が約1カ月継続した場合には、肩関節のまわりの筋肉、腱、関節包と呼ばれる袋などが硬くなり、「拘縮《こうしゅく》」[※4]という状態に至ります。リハビリなどで動きを徐々に取り戻していくことになりますが、痛みが強い時期に無理にリハビリをすると痛みの悪化を招く場合がありますので、注意が必要です。

図表4　腱板筋群

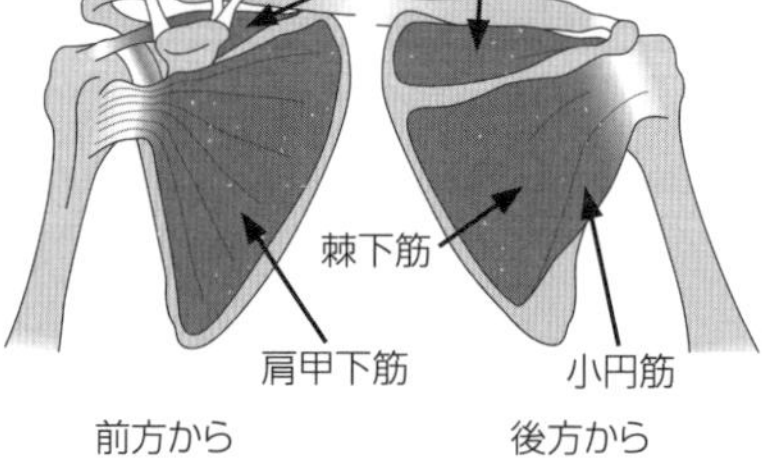

※3　腱板筋群
肩甲骨を上腕骨とつないでいる4つの筋肉の腱の総称。棘上筋（きょくじょうきん）、棘下筋（きょくかきん）、小円筋（しょうえんきん）、肩甲下筋（けんこうかきん）の腱からなり、腕の骨を肩甲骨の受け皿に引き寄せ、腕を上げたり、ねじったりする働きがある。

※4　拘縮
関節を動かす機会が減少したときに、関節が硬くなり、その結果として関節の動きが制限された状態。

また、痛みや腕が上がらないなどの症状が長期間継続する場合には、関節そのものが変形していたり、腱板筋群が断裂している、さらには頸椎《けいつい》の疾患による神経障害が起きている場合もあります。そういった場合は整形外科を受診していただき、原因を明らかにして、それぞれの疾患や状態に合わせた治療をしていただくことが重要です。

肩のインナーマッスルは、何もしなくても断裂する?!

50歳以上で肩の痛みをお持ちの方に、五十肩と自己診断して、安静にして様子をみたり、マッサージなどに通ったりしたものの、痛みが収まらないという方がいらっしゃいます。そういった方の中には、肩のインナーマッスルである腱板筋が切れてしまった「腱板断裂」の方が含まれています。

腱板筋群は4つの筋から構成されています。もっとも断裂しやすい筋は「棘上筋《きょくじょうきん》」と呼ばれる筋です。

この腱板断裂は、転んだり、ぶつかったりといった強い力がかかった経験がなくても発症します。実際には、年齢を経ることで腱板自体が少しずつ傷んでいき、断裂に至るものがほとんどです。60歳代でおおよそ10人に1人の割合で起こり、年齢を重ねるに従い、その頻度は増加していきます。

症状としては、夜間に痛みで目が覚めてしまったり、ものを持ち上げたときに肩が痛んだり、腕を上げられないといった筋力の低下を自覚することが多くあり

図表5　腱板断裂（棘上筋）

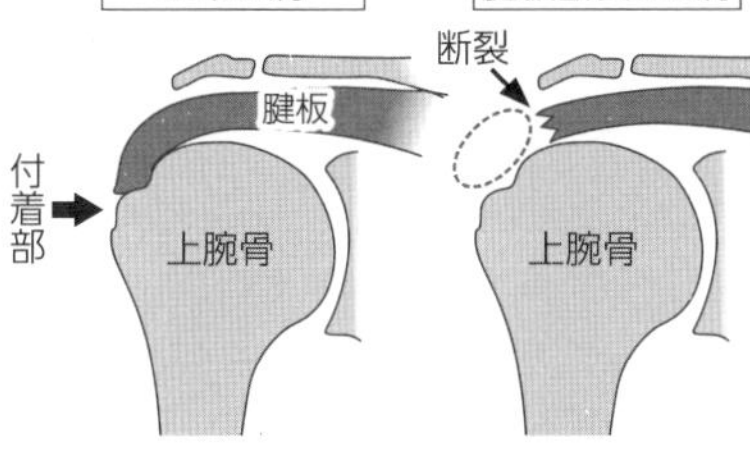

前方から見た右の肩関節

写真1　腱板筋群

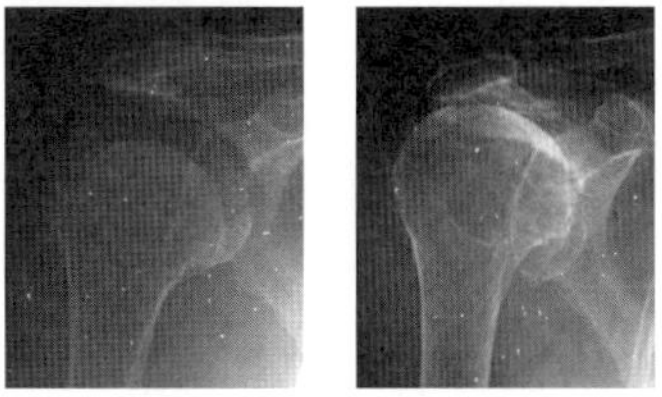

左のレントゲンでは、上腕骨が肩甲骨に対して上方に位置し、関節部分の変形が認められる

ます。この腱板断裂は、五十肩として認知されている肩関節周囲炎と症状が非常によく似ています。そのため、エコーやＭＲＩといった画像検査で腱板断裂の有無を確認する必要があります。

腱板断裂の治療には、まず断裂した腱板以外の腱板の筋力強化やバランスを向上させるリハビリ治療を行い、痛みが強い場合は注射による治療を行います。これらの治療で症状が軽減しない場合は、手術が必要となります。現在最も多く行われている手術治療は、関節鏡を用いて、皮膚に長さ１㎝程度の切開を複数カ所入れ、腱板の修復をする関節鏡手術です。負担の少ない、低侵襲の手術です。

いったん断裂した腱板は自然には修復することがないため、時間経過とともに断裂が大きくなっていきます。症状がいったん改善したのに、その後に症状がひどくなった場合は、早い段階での手術が必要となります。なお、高齢者の脱臼は腱板断裂を伴っている場合が多く、腱板と脱臼に対する手術の双方が必要となることがよくあります。

肩やひじの痛みが長く続く場合は、医療機関を受診し、正確な診断のもとで手術の必要の有無や治療選択の判断をするようにしてください。

コラム
Column
2

“かくれ難聴”にご注意!

医学研究科耳鼻咽喉・頭頸部外科学　教授　岩﨑真一

電車の中や歩行中、スマホなどのデジタル音楽プレーヤーで、音楽を大音量で聞いている若者をよく見かけます。若年者が大きな音を聞き続けると、難聴の自覚がなくても、聴覚の神経経路へのダメージが知らず知らずのうちに蓄積される、いわゆる〝かくれ難聴（hidden hearing loss）〟を引き起こすことが世界的な問題になっております。かくれ難聴があっても、単純な音を聞かせる通常の聴力検査では、異常はみつかりません。しかし、言葉の聴取や騒音の中での会話などで不自由を感じるようになり、年を経るにしたがって難聴が顕在化してきます。

マウスやヒトの研究からは、一時的な難聴を生じるほどの大きな音を聞かせると、その後、聴力が正常聴力にまで回復した場合でも、内耳の感覚細胞と聞こえの神経をつなぐ〝シナプス〟の数が半分以下に減少することが明らかになっています。このシナプスの数が5分の1程度にまで減少しないと、明らかな難聴にはなりませんが、それでも聴覚にとって非常に危険な状態になっています。

世界保健機関（WHO）は、世界で約11億人の若者が音響性聴覚障害を生じる危険があることを2019年に報告しています。米国国立聴覚・伝達研究所（NIDCD）や日本耳鼻咽喉科学会では、強大な音を避けることの重要性について、現在キャンペーンを行っております。具体的には、

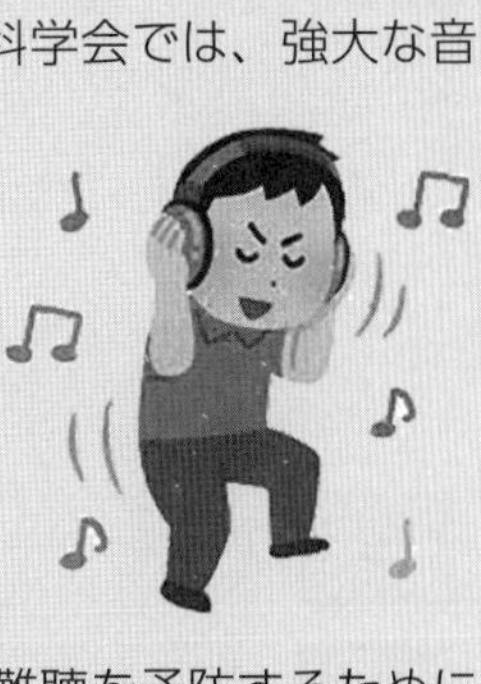

①大音量でテレビを見たり、
　音楽を聴いたりしない
②大きな音が常時出ている場所を避ける
③騒音下で仕事をする場合は耳栓を使用する
④静かな場所で耳を休ませる時間を作る

の４つが推奨されています。年をとってからの難聴を予防するためには、若いうちから耳を保護することが大切です。ご注意ください。

舌が痛い！　～ヒトコトで語りつくせないその理由～

医学部附属東部医療センター　歯科部長　則武　正基

人の身体で繊細な感覚をもつ場所といえば、手の指先、そして舌ではないでしょうか。もともと敏感な舌のトラブルは、それはそれは痛く感じてしまうものです。早く治す、悪化させないようにする、そして重病の影を見落とさないためのポイントをお話しさせていただきます。

舌は働き者だけど変わり者

舌は多才で働き者です。消化器／呼吸器への入り口の門番、食べ物の運び屋、おしゃべりの道具、食事を楽しむためのテイスター、歯並びを支える壁、などなど数えきれないほどの仕事をこなしています。

伸びたり縮んだり、自在に形を変えますが、それは主に筋肉からできているからです。また、仕事をこなすため、表面にはいろいろな部品がついています。形や様子はあらためて観察すると、とても奇妙です。

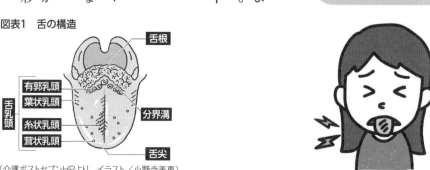

図表1　舌の構造

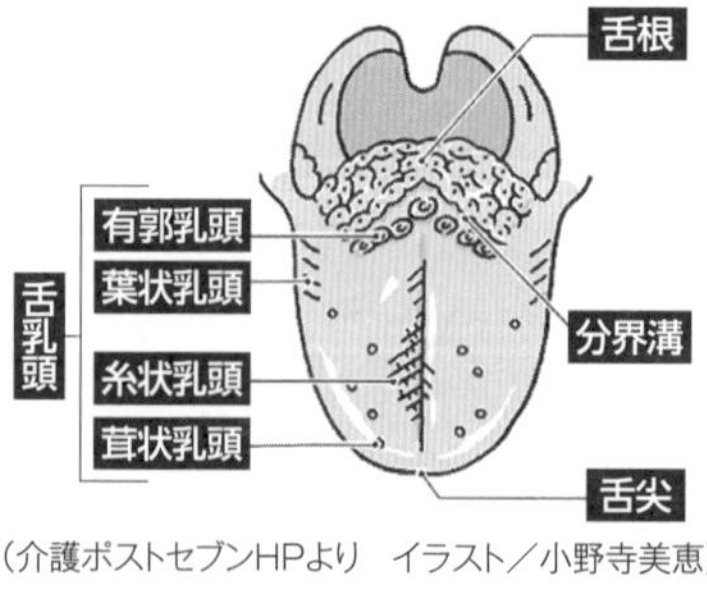

（介護ポストセブンHPより　イラスト／小野寺美恵）

舌の痛みの原因は多種多様

テレビの健康番組で「舌がん」などの特集があると、翌日にはみなさんビックリ、慌てて病院へお越しになります。舌の痛みは、診断するわれわれにとってもなかなかの難題です。原因として代表的なものを紹介していきます。

〈かみ傷〉

最もシンプルな原因は、誤ってかんでしまって舌を傷つける「咬傷《こうしょう》」や、とがった歯、壊れかけた義歯による刺激です。同じ場所をいじめ続けると、がんに発展する可能性がありますので注意が必要です。舌がよくもつれる場合は、脳神経のトラブルも心配されます。

〈押しつけ〉

かみしめ癖（歯ぎしりを含む）によって、舌を歯並びに押しつけてしまい、傷をつくる場合もあります。力の入り具合によっては、舌が筋肉痛になることもあります。舌に水が溜まっている（浮腫）場合にも起こりますが、舌の両側に歯の形の凸凹（歯痕《しこん》・舌圧痕《ぜつあっこん》）がつくのが特徴です。常に凸凹ができる状況ならば、マウスピースをつくってもらうとよいかも知れません。

図表2　歯痕・舌圧痕

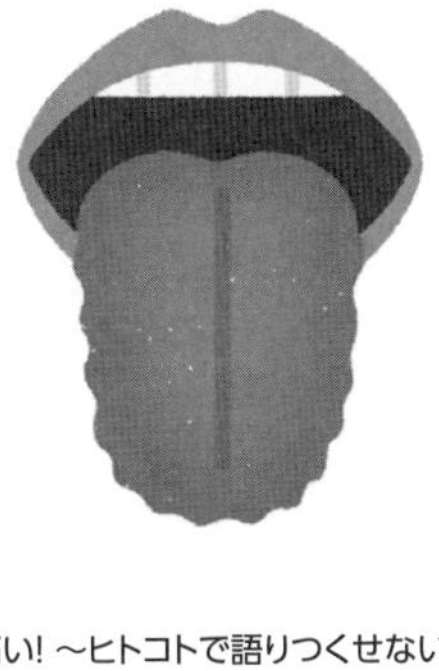

〈何かが足りていない〉

少しややこしい原因として、貧血やビタミン・亜鉛欠乏などの全身状態が背景となっている場合があります。貧血やビタミン欠乏の場合は、粘膜が赤みを帯び、舌表面のザラザラ（乳頭）が萎縮して平らになってしまうことがあります。

〈よくある口内炎〉

よくあるのが「アフタ性口内炎」です。形はほぼ円形で、周囲が少し赤く盛り上がり、真ん中にやや凹んだ白っぽい潰瘍《かいよう》ができます。通常は1週間、遅くとも2週間で、あとを残さず治ります。痛みを楽にするため、口内炎用の軟膏《なんこう》を使います。

〈ウイルス感染〉

同じような見た目でも、少々やっかいなのは単純ヘルペス（単純疱疹《ほうしん》）や帯状疱疹です。この2つはウイルス感染が原因で、神経節に潜み、同じ場所で再発をくり返すことがあります。背景には、疲労や病中病後の体力低下、ストレスによる免疫低下があることがよくあります。

特に帯状疱疹は、口内炎が治った後も、チクチク・ピリピリとした帯状疱疹後神経痛を残すことがありますので、適切な治療を早めに受けることが肝要です。いつもの口内炎とは違った、チクチク・ピリピリとした痛みがあれば、早めの受診をおすすめします。

口内炎用の軟膏（ステロイド含有軟膏）をダラダラ使ってはダメ！

口内炎用の軟膏を塗ると痛みが楽になりますよね。ドラッグストアにはたくさんの口内炎用軟膏が並んでいます。治らない口内炎に対し、かかりつけ医から漫然と軟膏が処方されていることもよくあります。

その結果、われわれが診察するときには、病状が悪化して、カンジダ感染などが加わりひどい状態になって、本当の病気がわかりにくい状態になってしまっています。

ステロイドの薬理作用は〝免疫抑制〟です。つまり、からだの正常な免疫反応である炎症を抑えることによって、痛みや腫れや赤みを抑えています。

勘違いしてはいけません、ステロイドは口内炎を早く治してくれるわけではないのです。免疫力を低下させるわけですから、カンジダなど細菌感染を誘発し病状を悪化させたりします。

漫然と使ってはなりません。1週間ほど使って効果がなければ、使用を中止しましょう。連続しての使用は2週間程度にとどめましょう。

〈カビが生える〉

高齢者や義歯を使う方に多いのが「カンジダ症」です。カンジダという真菌（カビ）が粘膜に入り込んで、発症します。背景にはなんらかの理由による免疫力低下があることが多いのですが、患者さんによくある特徴として、汚れたままの義歯を使っている、義歯をはめっぱなしにしているなどがあります。

これぞカビという白苔（白い食べかすのようなもの）が見えるものが典型的ですが、中には粘膜の表面が赤くなっているだけ、という場合もあり、要注意です。

ちなみに、義歯の材料である樹脂（主にレジン）は、見た目はツルツルでも顕微鏡で見ると穴がいっぱい空いており、カンジダにとってとても塩梅のよい棲家《すみか》となります。毎日でなくてもよいので、義歯洗浄剤を使用することをおすすめします。また、お休みになるときは、歯ぐきや頬の粘膜を休めてあげるためにも、義歯ははずしたほうがよいでしょう。はめっぱなしは、カビの大好きな環境を作ってしまいます。

〈舌にも神経痛〉

見た目には特に病気がないのに、痛みが走るのが「神経痛」です。舌に関連するのは「三叉《さんさ》神経痛」と「舌咽《ぜついん》神経痛」で、舌の動きにあわせてビリッとした電気が走るような痛みを感じます。神経に沿って発症しますので、左右どちらか片側に症状が出ることが多いです。

原因の多くは血管による神経の圧迫ですが、脳内のトラブルや神経の腫瘍による場合もありますので、ＭＲＩなどでの精査が必要となります。

〈謎の痛み〉

痛みや違和感があるのに、見た目がなんともなく、全身的な疾患や背景もないものを「舌痛症」といいます。

実をいうと、舌の痛みを訴えて来院される方の半分近くがこの病気です。後でくわしく説明します。

〈口が渇くと〉

お口の乾燥によって症状がひどくなることがあります。こちらも後で詳述します。

〈全身疾患の症状として〉

まれですが、口内炎様の症状が、結核や梅毒などの感染症の症状や、白血病やエイズの初期症状であることがあります。ベーチェット病[※1]やクローン病[※2]、潰瘍《かいよう》性大腸炎に伴う症状である場合もありますので、症状が治りにくい場合には、全身状態に気を配る必要もあります。

〈抗がん剤の副作用は歯科にも受診を〉

抗がん剤治療の副作用の中で、比較的出現しやすいのが口内炎です。抗がん剤自体が持つ粘膜毒性のせいだけでなく、免疫を担う細胞の減少により感染が起き

※1　ベーチェット病
口腔粘膜のアフタ性口内炎、外陰部潰瘍、皮膚のしこりや発疹、眼の痛みや充血などを主症状とする、慢性再発性の免疫異常に基づく全身性炎症性疾患。男性の方が重症化しやすいとされ、発病年齢は男女とも20～40歳に多く、30歳前半にピークを示す。口内炎はほぼ必発で、初発症状としてもっとも頻度が高い。くり返しできることも特徴のひとつ。

※2　クローン病
大腸および小腸の粘膜に、慢性の炎症または潰瘍をひきおこす原因不明の病気を、総称して「炎症性 腸疾患」という。クローン病はこの炎症性腸疾患のひとつで、主として若年者にみられ、口腔にはじまり肛門にいたるまでの消化管のどの部位にも、炎症や潰瘍が起こる。これらの病変により、腹痛や下痢、血便、体重減少などが生じる。

やすい状態となり、発症します。ただでさえ食欲が低下する抗がん剤治療中に、口内炎の痛みが加わることによって、食事が満足に摂れなくなり、抗がん剤治療を中断せざるを得なくなることもあります。

この口内炎は、口の中の衛生状態を改善することで軽く済ませることができます。また、近年開発された口腔粘膜保護剤が有用で、口内炎をカバーして痛みを軽減し、治癒を早めてくれます。

「周術期等口腔機能管理」という医科の治療を歯科がサポートする役割・仕組みが２０１２年に保険制度に導入され、手術前後（周術期）だけでなく、抗がん剤や放射線治療時にも積極的に歯科が加わりサポートをしています。

〈特殊な粘膜炎〉

特殊な粘膜炎として、「扁平苔癬《へんぺいたいせん》」、「白板症《はくばんしょう》」や「紅板症《こうばんしょう》」ほか、「天疱瘡《てんほうそう》」や「類天疱瘡」があります。

扁平苔癬、白板症、紅板症は、舌の側面やその下側にできやすく、がんに発展する病変でもあり、注意が必要です。扁平苔癬や白板症は、粘膜が線状や板状に白く変色（角化）し盛り上がるのが特徴ですが、赤くただれて出血を伴い、食べ物などの刺激で痛むこともあります。

扁平苔癬は、簡単に説明するならアレルギー反応で、服用中のお薬や金属などの歯科材料、Ｃ型肝炎ウイルスなどが影響するとの報告があります。白板症や紅板症は、とがった歯や義歯などによる持続的な機械的刺激、タバコや飲酒などの

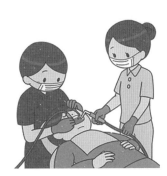

写真1　扁平苔癬

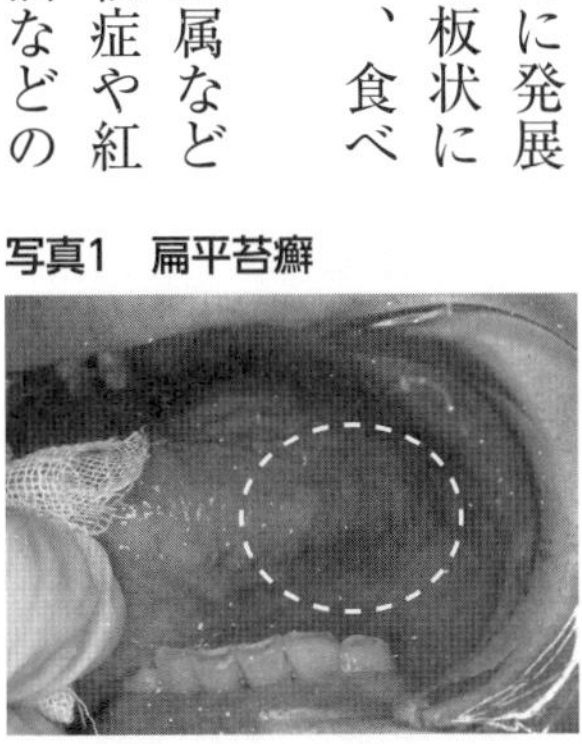

舌側縁の一部が線状（レース模様ともいわれる）に白く変色し、盛り上がっている

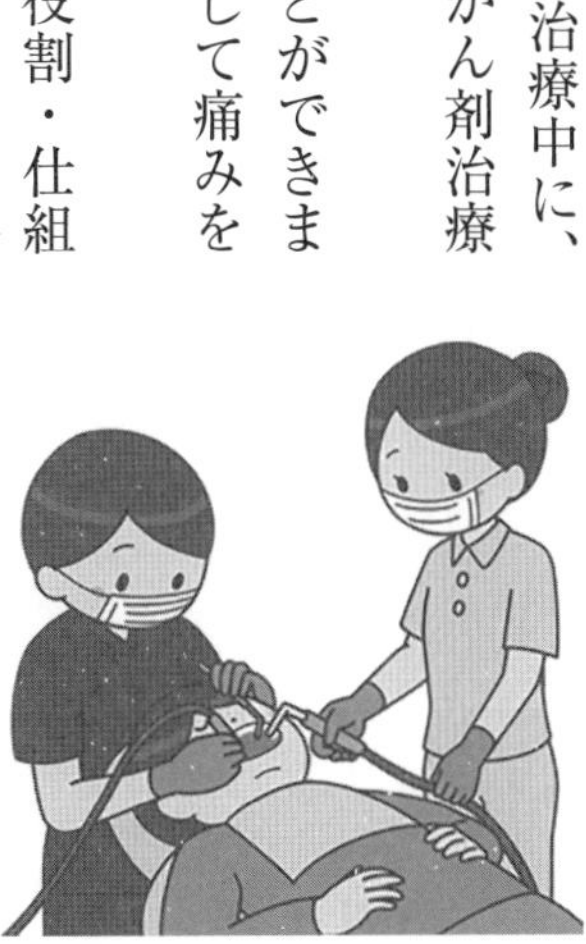

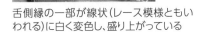

化学的な刺激が原因となることが多いです。

天疱瘡や類天疱瘡はまれな病気で、免疫が自分自身の組織を攻撃し、壊してしまう自己免疫疾患のひとつです。粘膜がはがれて水ぶくれをつくるのが特徴ですが、口の中ではすぐにつぶれてしまうので、形の崩れた口内炎のように見えます。刺激を受ける場所に複数みられることが多く、難治の病気です。

舌がんの特徴は「同じ場所でずっと治らない」こと

腫瘍の基本的な特徴は、よくなったり悪くなったり、出たり消えたり、ということがないことです。前述の扁平苔癬、白板症、紅板症などから徐々に変化することもあれば、できものが外に向かって増殖することもあります。

確定診断には、見た目だけでなく細胞診[※3]や病理組織検査が必要になります。

増えてきた舌痛症

特に異常がないのに痛みが続く、という場合は、前述の舌痛症を疑います。諸外国では「口腔灼熱《しゃくねつ》症候群（バーニングマウス症候群）」と表現されます。ストレスなどが背景にあるとされ、近年患者数が増加しています。

中年以降の女性に多いとされ、痛みが持続的間欠的に1日中続き、どちらかと

写真2　白板症

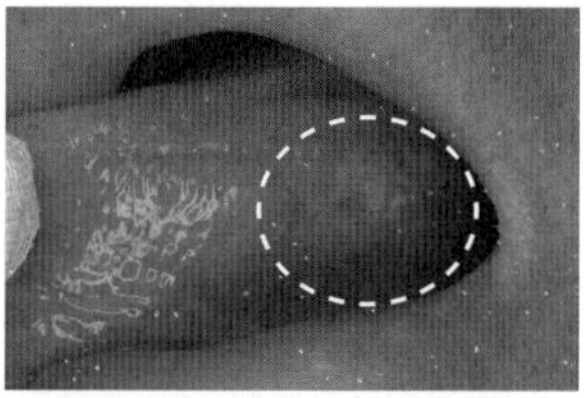

舌側縁の一部が板状に白く変色し盛り上がっている。中央にただれがあり、痛みをともなう状態。

※3　細胞診

なにか怪しい病変だと感じたとき、われわれは細胞診を行います。この検査は、基本的に麻酔も必要ありません。病変の表面をこするだけの検査です。

得られた細胞をプレパラートに塗布して、顕微鏡で観察します。具体的には綿棒や歯間ブラシという小さな歯ブラシを使ってこすります。この結果をもとに、より診断確度の高い病理組織検査に進むこともあります。

とても簡便に病変の情報が得られますので、海外では歯科開業医でも行われているよい初期検査法です。怖くない・痛くない簡単で有用な初期検査です。

いうと午後になるほどひどくなるとよくいわれます。ピリピリ、ヒリヒリとした灼熱感のある痛みで、舌の先端に出ることが最も多く、次いで両側に出ます。何かに集中・熱中しているときは痛みを感じないのも特徴で、たとえばおいしいものを食べているときには痛みを感じません。

発症のきっかけとしては、あわない義歯やかぶせ物、かみあわせの不整などの歯科治療や口腔がんへの恐怖、そのほか、仕事や家庭でのストレスなどがあります。歯科をはじめ、内科、耳鼻科などで相談しても「どこも悪くない」「気のせい」としかいわれず、途方に暮れる方が多いのも特徴です。

痛みの出るメカニズムは完全に解明されたわけではありませんが、近年では、「心因性＝気の持ちよう」だけでは説明がつかず、病状へのこだわりの強さにより痛みを感じる神経系統に異常をきたしているのではないかと考えられています。

可能性のあるすべての病気を精査し否定した後に、舌痛症と診断し、患者さんにその理由となりたちを説明して、投薬を中心とした治療に入ります。

口の渇きの影響

唾液が少なくなると、口内の粘膜が乾いてしまい、傷つきやすくなるとともに粘膜の持つ免疫力や治す力が落ちてしまいます。唾液が持つ殺菌力や、傷を治す力も働かなくなります。さらに、汚れを洗い流す作用もなくなります。ですから、カンジダなどのカビや細菌に侵されやすく、いつも炎症が起きていてヒリヒリした状態となるわけです。

唾液が少なくなる原因には、加齢による唾液腺の機能低下だけでなく、服用しているお薬の副作用や、自律神経の乱れ、口呼吸などの癖や歯並び、唾液腺を壊す自己免疫疾患の「シェーグレン症候群」※4などがあります。また、唾液は刺激がないと出てきませんので、寝たきりで食事が摂れない、しゃべらないなどの廃用（筋力低下）によっても減少します。

乾燥により舌や粘膜の痛み、口内の不快感が続く方には、粘膜の傷を治す作用を持つうがい薬や、唾液分泌を促す内服薬を処方するとともに、唾液腺マッサージや保湿剤使用などの補助療法を指導しています。

「東部医療センター歯科」では、水曜日に「くちのかわき外来」を開設しており、名古屋市内のみならず県内外からも患者さんが受診されています。

最後にお願い

①粘膜の病気でも歯磨きは大切

臨床医をしておりますと、とにかく気になるのが、悪化してから受診される方

※4 シェーグレン症候群
中年女性に好発する、涙腺と唾液腺を標的とする自己免疫疾患（免疫に狂いが生じ、自分の体なのに自分の体でないと間違って認識し、攻撃してしまう病気）。国内での患者数は10〜30万人またはそれ以上と推定されている。ほかの膠原病（関節リウマチ、全身性エリテマトーデス、強皮症など）に合併する「二次性シェーグレン症候群」と、これらの合併のない「原発性シェーグレン症候群」に分類される。
症状の特徴は、目の乾燥（ドライアイ）と口腔の乾燥（ドライマウス）。ドライマウスによって、口内には粘膜の痛みや味覚障害、飲み込みづらさなど数々の不快症状が現れ、虫歯、歯周病、カンジダ症にもなりやすくなる。10〜20年経ても症状に変化のない患者さんが半数以上。治療は、唾液の流出を促す薬の投与や、保湿剤の投与など、対症療法が中心になる。

に共通する、お口の中の不潔な様子です。少し言いすぎかもしれませんが、清潔にしていらっしゃる方は、同じ病気でも軽症で済む場合が多いです。

洗口剤やうがい薬は有用なのですが、それだけに頼ってはなりません。歯科医や歯科衛生士の指導のもと、歯ブラシや歯間ブラシで機械的に汚れや食べカスを清掃するだけで、十分に効果があります。

②早めの受診（がまんは2週間まで！）

これまでお話ししてきましたように、痛みの原因はさまざまで、ご自身で判断し答えを導くのはとても難しいことです。口腔粘膜は丈夫で治癒力も強いため、放置され、それが裏目に出て病気の悪化を招いた症例をしばしば見かけます。

一般的に、2週間しても治らない痛みには、なにか病気がありそうです。少しでも心配なことがあれば、ためらわず受診してほしいと強く思います。

お産の痛みが心配な方に
硬膜《こうまく》外分娩《ぶんべん》（無痛分娩）のススメ

医学研究科麻酔科学・集中治療医学　教授／無痛分娩センター長　田中　基
医学研究科産科婦人科学　講師／無痛分娩センター副センター長　北折　珠央
元医学研究科麻酔科学・集中治療医学　病院助教
埼玉医科大学総合医療センター産科麻酔科　助教　永井　梓

お産の痛みは非常につらいもので、不安に思う方は少なくありません。そんな中、一般的には「無痛分娩」と呼ばれる「硬膜外分娩」を選択する産婦さんが増えています。「硬膜外分娩」についての不安にお答えします。

お産はどのくらい痛いのですか?

「産みの苦しみ」という言葉が昔からあります。お産の痛みは「鼻からスイカを出すような痛み」とたとえられることもよくありますね。

ほかの痛みと比べた研究によると、お産の痛みは、骨折やがんの痛みより強く、指を切断したときと同等の痛みと報告されています（図表1）。女性が人生の中で経験する、最もつらい痛みのひとつといえるでしょう。

図表1　お産の痛みはどのくらい?

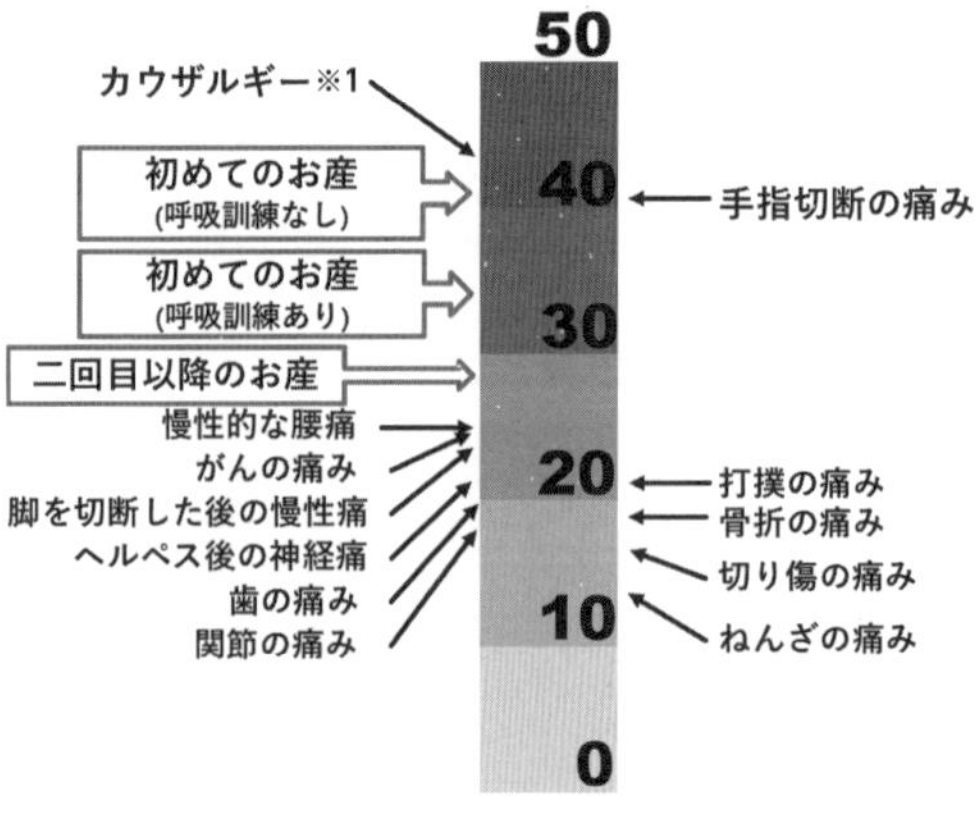

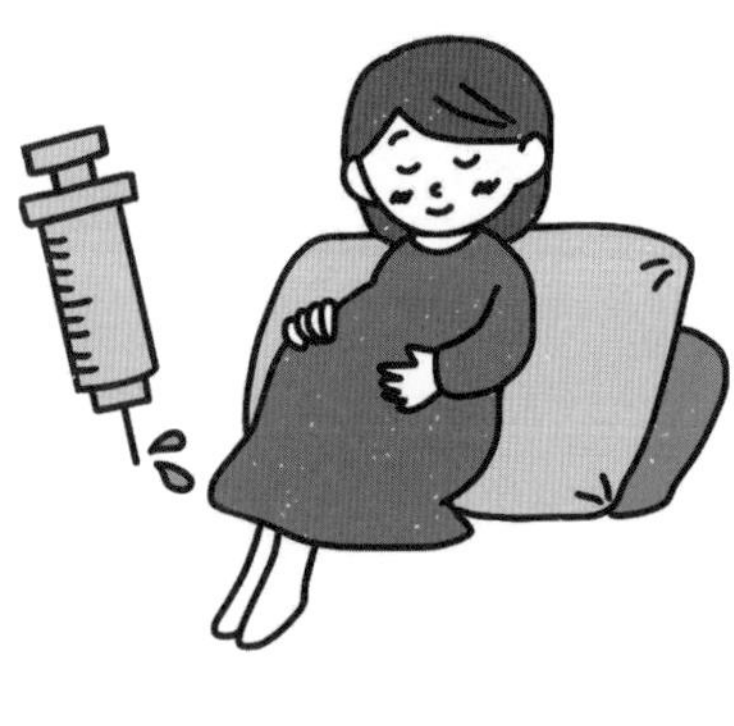

お産は、いつ、どこが痛くなるのですか？

お産は、規則的な子宮の収縮（陣痛）で始まります。陣痛が10分ごとに、規則的にくるようになった時点を「分娩開始」といいます。お産が進むと、陣痛はどんどん強くなり、子宮の出口が広がってきます。産科の医師や助産師は、この開き具合をときどき診察して、お産の進行をチェックします。子宮の出口が全部広がった時点を「子宮口全開大《しきゅうこうぜんかいだい》」といいます。

分娩開始から子宮口全開大までの期間を「分娩第Ⅰ期」といい、子宮口全開大から赤ちゃんが生まれるまでの期間を「分娩第Ⅱ期」といいます。分娩第Ⅰ期の痛みは、主に子宮の収縮や子宮の出口が広がることによる痛みで、おなかの下の方から規則的に痛くなります。

お産が進むと、おなかの痛みが強くなるとともに、腰も痛くなってきます。腰が痛くなるのは、赤ちゃんが出口に近づいてきたサインです。分娩第Ⅱ期になると、赤ちゃんが出口を押し広げるように進むため、ますます痛みは強くなり、お尻の方まで広がってきます（図表2）。

分娩開始から赤ちゃんが産まれるまでの時間（分娩第Ⅰ期＋分娩第Ⅱ期）は、多くの方が、初めてのお産で10〜12時間くらい、2回目以降はその半分ほどです。中には特に異常がなくても、30時間を超えることもあります。これほど長い時間を痛みに耐えるのは、簡単なことではありません。

※1　**カウザルギー（複合型局所疼痛症候群）**
重度の神経障害による痛み。非常に強く、治療が困難で「焼かれるような痛み」「切り裂かれるような痛み」と表現されることもある。

図表2　陣痛の場所と強さ

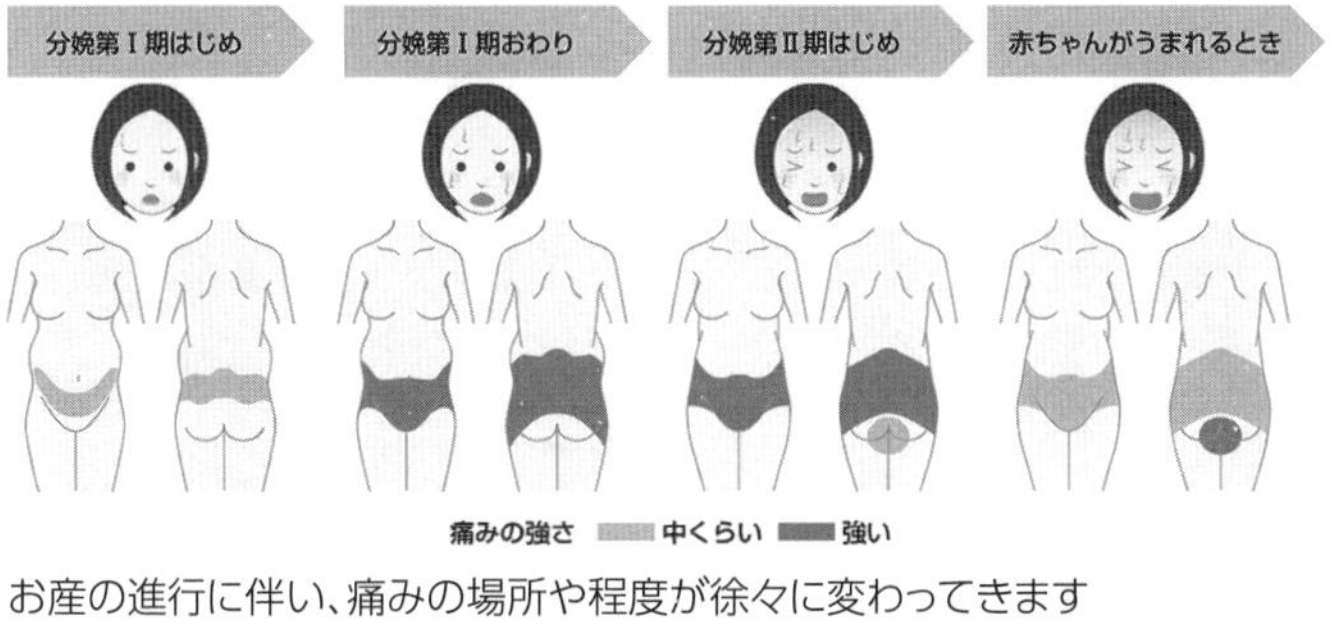

お産の進行に伴い、痛みの場所や程度が徐々に変わってきます

（一般社団法人 日本産科麻酔学会HPより）

お産の痛みを和らげるには、どのような方法がありますか？

痛みを和らげる方法は、お薬を使わない方法と使う方法に分けられます。お薬を使わない方法には、ラマーズ法のような呼吸法、音楽やアロマを使ったリラックス法、腰を温める、ツボを押す、などさまざまなものがありますが、どれも不十分なことが多いです。

お薬を使う方法には、麻酔ガスの吸入や、麻酔薬の点滴があります。しかし、これらの方法では全身に麻酔がまわり、お母さんが眠ってしまったり、産まれてくる赤ちゃんにも麻酔がかかってしまうことがあります。

そこで今、最も一般的な方法が「硬膜外麻酔」という、背中への注射による下半身麻酔です（図表3・4）。おなかから足まで、感覚が鈍くなるような麻酔がかかりますが、お母さんや赤ちゃんが眠ってしまうことはありません。名市大病院では、硬膜外麻酔を使ったお産を「硬膜外分娩」と呼んでいます。

最近よく話題になる「無痛分娩」とは、通常この「硬膜外分娩」のことを指しますが、「無痛分娩」という言葉は誤解されやすいので、名市大病院では使っていません。「無痛」という言葉は、「まったく痛みがなく、なんの苦労もなく赤ちゃんが産まれる」という誤ったイメージを持たせるからです。

産婦さんが陣痛にあわせてイキんだり、がんばらないと、赤ちゃんは産まれま

図表3　硬膜外麻酔

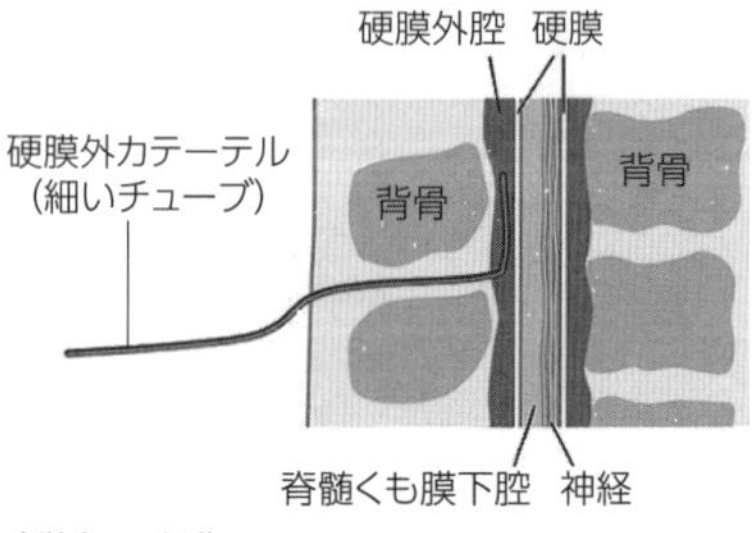

図表4　硬膜外麻酔（拡大図）

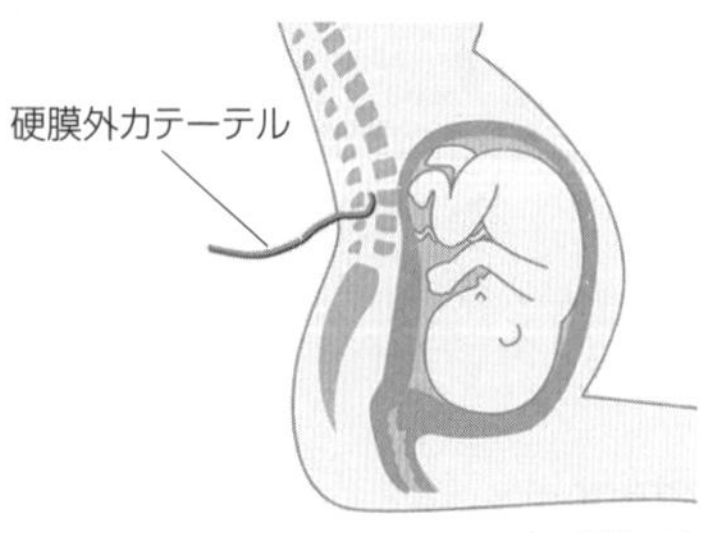

（一般社団法人 日本産科麻酔学会HPより）

せん。硬膜外分娩は、あくまでも産婦さんを補助する方法に過ぎないのです。「和痛分娩」、「鎮痛分娩」、「麻酔分娩」などと呼ぶ施設もあります。

硬膜外分娩でお産の痛みは楽になりますが、おなかの張りや腰が押される感じは残ることが多いです。麻酔が強すぎてお産が進まない場合は、麻酔を弱くすることもあります。

では、硬膜外分娩で痛みは実際にどの程度よくなるのでしょうか?まったく痛くないときを0点、一番痛いときを10点として、経験者に痛みを点数化してもらうと、回答は3点以下がほとんどです。

硬膜外分娩を受けられる方は多いのですか?

海外では、硬膜外分娩が一般化している国も多く、アメリカでは70%、フランスでは80%のお産が硬膜外分娩です。わが国でも年々増えており、2007年の調査では2・6%でしたが、16年には6・1%と報告されています(図表5)。名市大病院無痛分娩センターでは、18年12月の開設当時は、月に数人の方が希望される程度でしたが、現在は月に20〜30名の希望があります。

図表5　わが国における無痛分娩の割合は?

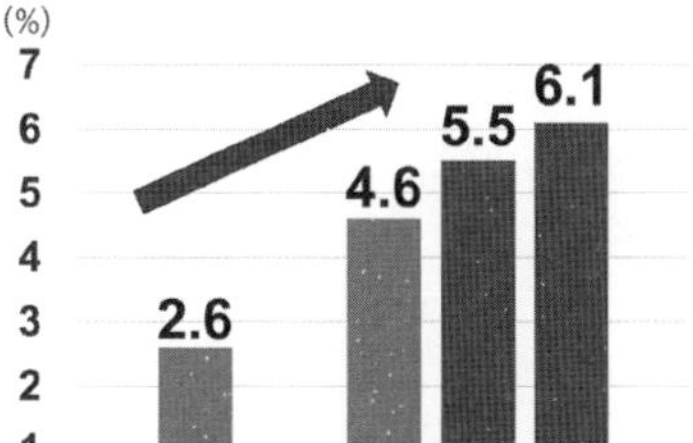

硬膜外分娩の具体的な方法は？

分娩開始となりお産の痛みが強くなったら、麻酔科医が、硬膜外麻酔に使うカテーテル（細くてやわらかいチューブ）を注射で背中に入れます。横向きに寝た、もしくは座った状態で、おなかをのぞき込むように体を丸めた姿勢をとってもらい、腰に注射します（図表6）。

「注射が痛いのでは？」と心配される方もいらっしゃいますが、大丈夫です。硬膜外カテーテルの注射の前にまず、非常に細い針を使って局所麻酔をするからです。その後の注射では、腰を押される感じはしますが、痛みはほとんどありません。もし、足に電気が走ったような感覚があれば、麻酔科医に伝えてください。チューブの向きを調整します。

背中に入れたチューブから麻酔薬を注入すると、15～20分でお産の痛みが和らいできます。名市大病院では、硬膜外麻酔が早く効くように「脊髄くも膜下麻酔」の注射を一緒に行うことも多いです。

麻酔の効果が安定したら、「PCAポンプ」という機械（図表7）をチューブにつなぎ、赤ちゃんが産まれるまで麻酔薬の注入を続けます。この機械のよいところは、産婦

図表6　背中から麻酔をするときの姿勢

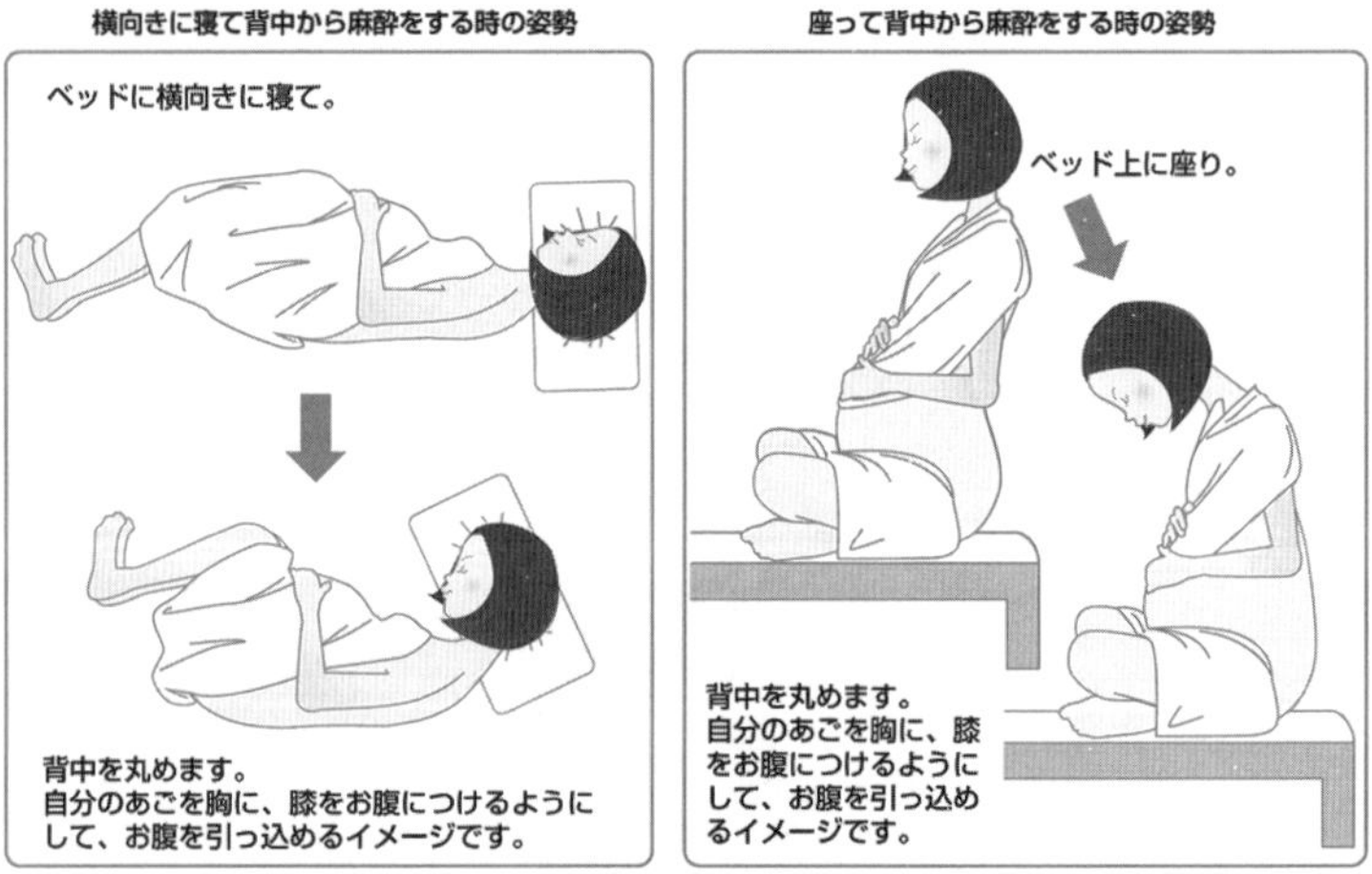
横向きに寝て背中から麻酔をする時の姿勢
ベッドに横向きに寝て。
背中を丸めます。
自分のあごを胸に、膝をお腹につけるようにして、お腹を引っ込めるイメージです。
座って背中から麻酔をする時の姿勢
ベッド上に座り。
背中を丸めます。
自分のあごを胸に、膝をお腹につけるようにして、お腹を引っ込めるイメージです。

（一般社団法人 日本産科麻酔学会HPより）

さんが自身で麻酔薬を追加できるボタンがついていることです。最初は麻酔が効いていても、お産が進むうちに痛みが強くなることがあります。そのようなときに、自分でPCAポンプのボタンを押して、麻酔薬を追加することができるのです。

麻酔をできるのは計画分娩だけですか？自然なお産でもできますか？

自然なお産の場合、陣痛はいつ始まるかわかりません。そのため、勤務する医療スタッフが少ない夜間や休日に陣痛が始まった場合、硬膜外分娩に対応できない医療施設があります。そのような施設では「計画分娩」といって、前もって決めた日に陣痛が始まるよう、陣痛促進剤を使用したお産のみ、硬膜外分娩に対応している場合があります。

名市大病院では、無痛分娩センターの開設当時は計画分娩のみの対応でしたが、現在は自然なお産と計画分娩のどちらにも対応しています。ただし、自然なお産の場合、出産のスピードが速すぎて間に合わなかったり、病院の状況によっては対応できない場合があることを、あらかじめご了解いただいています。

なお、自然な陣痛で始まったお産でも、麻酔開始後にお産の進行がゆっくりになる場合は、陣痛促進剤を使用することがあります。陣痛促進剤を使用することが心配な産婦さんもいるかもしれません。名市大病院では産婦さんと赤ちゃんの状態を確認しながら、ガイドラインで決められた量を慎重に使っています。

図表7　PCAポンプ

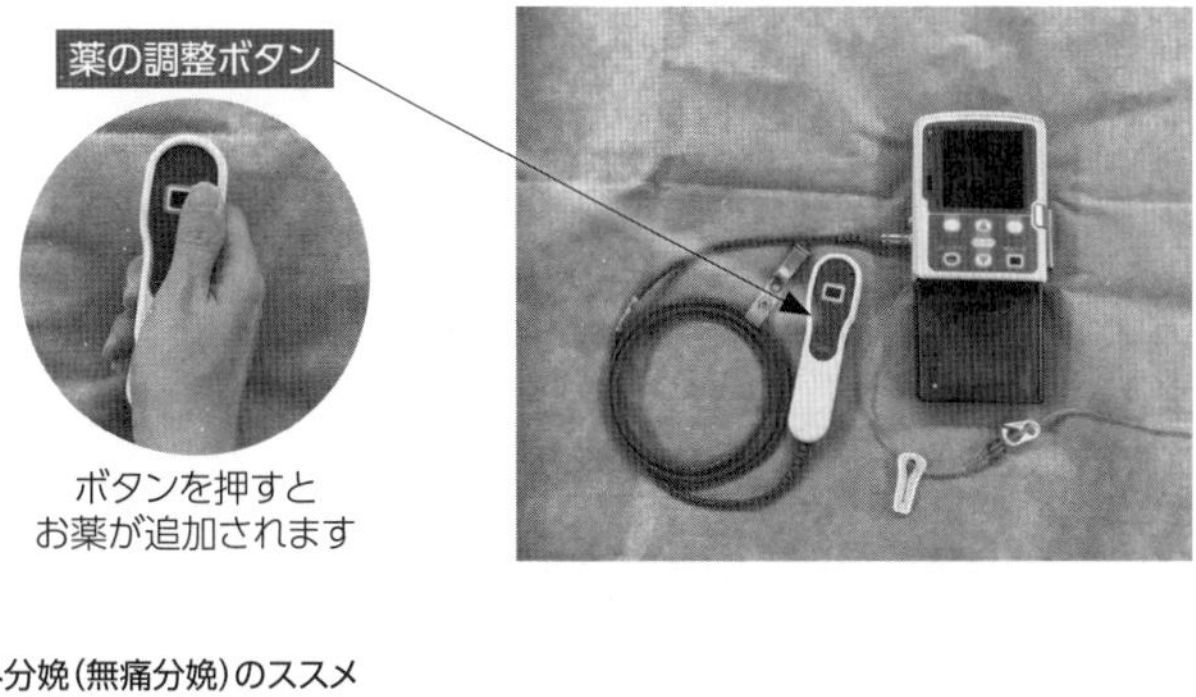
薬の調整ボタン
ボタンを押すと
お薬が追加されます

吸引分娩が心配です

麻酔を使わないお産でも、最後に赤ちゃんが出てこない場合は、「吸引分娩」や「鉗子《かんし》分娩」という、器具で赤ちゃんを引っ張り出して出産する方法が必要になることがあります。硬膜外分娩では、いきむ力が弱くなっていることがあるため、吸引分娩や鉗子分娩が必要となる確率は上がります。

吸引分娩や鉗子分娩と聞くと、心配される産婦さんもいらっしゃるかもしれません。しかし、ガイドラインに沿った方法で行えば、お母さんにも赤ちゃんにも安全に行うことができます。名市大病院では、吸引分娩・鉗子分娩に慣れた産科医、助産師が勤務していますので、ご安心下さい。

硬膜外分娩に危険はあるのですか？

硬膜外分娩は、世界中で行われている安全性の高いお産の方法ですが、危険がまったくゼロではありません。わが国では悲しいことに、数年前に硬膜外分娩の事故が社会問題になったこともありました。

発生頻度は非常に少ないですが、命に関わる麻酔の合併症として、麻酔が効きすぎて息が止まったり（高位脊麻《せきま》）、血液中の麻酔薬の濃度が高くなりすぎて意識がなくなったり不整脈を起こす（局所麻酔薬中毒）ことがあります。これらは重大な麻酔の合併症ですが、麻酔科医は予防法や対処法をよく知っています。そのほかの麻酔合併症として、足にしびれが残ったり、背中の注射した場所に痛みが残ったり、頭痛が出たりすることもあります。

また、硬膜外分娩でも、麻酔を使わないお産と同じように、お産そのものの危険があります。お産の合併症として、赤ちゃんが産まれる前に胎盤がはがれてしまうこと（常位胎盤早期剥離《はくり》）や、子宮が破れてしまうこと（子宮破裂）などによる大量出血などがあります。これらは、おなかがとても痛くなることにより発見されることが多いのですが、硬膜外分娩では発見が遅れる場合があります。

しかし、このような強烈な痛みは硬膜外分娩でもなかなか抑えられませんし、赤ちゃんの状態の変化から気づくこともできます。硬膜外分娩中の産婦さんには、麻酔をしないお産とは異なる観察のポイントがあります。助産師はじめ医療従事者は、お産の経過を注意深く見守っています。

硬膜外分娩は、赤ちゃんにも安全なのですか？

硬膜外分娩の麻酔薬は、背中に注入するだけで、胎盤を通して赤ちゃんにまで届くことはほとんどなく、赤ちゃんに麻酔がかかってしまうことはありません。

ただ、まれに麻酔を開始した直後に、赤ちゃんの心臓の動きが一時的にゆっくりになってしまうことがあります。麻酔によって産婦さんの血圧が下がったり、子宮の収縮が一時的に強くなってしまったりすることが原因と考えられています。適切に治療すれば、赤ちゃんの心臓の動きは回復することがほとんどですが、赤ちゃんの状態が不安定な場合は、急きょ帝王切開が必要になることもあります。このような点に注意しておけば、硬膜外分娩は赤ちゃんにとっても安全だと考えられます。なお、硬膜外分娩の間は、産婦さんと赤ちゃんの状態を、陣痛計や赤ちゃんの心拍計などから常にチェックしています。

硬膜外分娩は、どの施設で受けたらよいのですか?

硬膜外分娩を行う施設は増えています。施設選びに迷われる方も多いでしょう。産科の医師がお産と麻酔の両方担当する施設もあれば、麻酔科の医師がいるのはお昼間のみといった施設もあり、麻酔の内容もさまざまです。

先ほどお話しした通り、硬膜外分娩には、麻酔や分娩の合併症が出たり、赤ちゃんの状態が急変したりする可能性が、低い確率ながらもあります。わたしは、麻酔科医・産科医・小児科医および助産師をはじめとする看護スタッフが、チームで硬膜外分娩を行う施設をお勧めしたいです。

そのような施設をさがすのに参考になるサイトとして、ＪＡＬＡ[※2]（無痛分娩関係学会・団体連絡協議会）のホームページがあります。こちらには「無痛分娩施設検索」があり、全国の硬膜外分娩を行っている施設と、その診療内容が掲載されています。各施設の硬膜外分娩の件数や、産科だけでなく麻酔科や小児科の専門医が勤務しているかどうか、緊急事態が発生した場合にその施設で対応できる

※2　JALAホームページ
https://www.jalasite.org/

か、といったことも調べることができます。

東海3県で、麻酔科医・産科医・小児科医の専門医がそろい、「チーム」で硬膜外分娩を行っている施設は多くありませんが、「名市大病院無痛分娩センター」は、そのように安心して硬膜外分娩を受けていただける施設のひとつです。

名市大病院で硬膜外分娩を経験された方の声

当センターで硬膜外分娩を経験された方の声をご紹介します。

【2020年の春、初めてのお子さんを出産された方】

「初産だったうえに、コロナで家族の面会や立ち会い分娩が禁止され、ひとりで不安な中、硬膜外分娩チームの先生がたが何度も診にきてくださり、とても心強く感じました。麻酔が始まった後は、痛みと不安感が驚くほど軽減して、身をもって麻酔の効果を実感することができました。子どもが降りてくる感覚を感じながら、とても穏やかな気持ちで子どもの誕生に臨むことができました。たいへん感動的で貴重な体験でした」。

お産の痛みに対する考え方は、産婦さんごとに異なります。痛みに耐える自然なお産も素晴らしい経験ですが、お産の痛みが心配な方には、硬膜外分娩をお勧めします。その場合は、安心して硬膜外分娩を任せられる出産施設を選ぶことも、大切になるでしょう。

【名市大病院無痛分娩センター】

名市大病院は18年12月に『無痛分娩センター』を開設しました。硬膜外分娩のため、麻酔科医・産婦人科医・小児科医・助産師・薬剤師がチームとなってサポートできる体制をとっています。

当院での硬膜外分娩を希望される方は、産婦人科外来にて、硬膜外分娩の希望をお伝えください。妊娠初期から当院の産婦人科を受診することは可能ですが、紹介状がない場合は追加料金が発生します。妊娠後期に硬膜外分娩に必要な検査をして、麻酔科の無痛分娩外来を受診していただきます。

硬膜外分娩の費用は、分娩費用・入院費用・麻酔に必要な検査費用に加えて、麻酔料金として14万5千円がかかります。くわしくは当院無痛分娩センターのHP（https://w3hosp.med.nagoya-cu.ac.jp/section/central/painless/）をご覧ください。

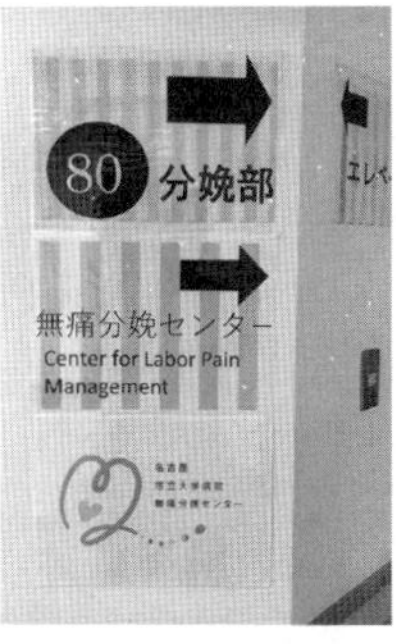

ＨＩＶ感染症の治療や予防は格段に進化している！

看護学研究科国際保健看護学　准教授　金子　典代

　ＨＩＶ感染症は、80年代に初めて米国で報告された比較的新しい感染症です。原因不明で有効な治療法もないというイメージをもつ人もいまだにいますが、世界中の研究者、ＨＩＶとともに生きる人たち、活動家の努力により、その治療と予防は大躍進を遂げ、流行の終結に向けた動きが進んでいます。

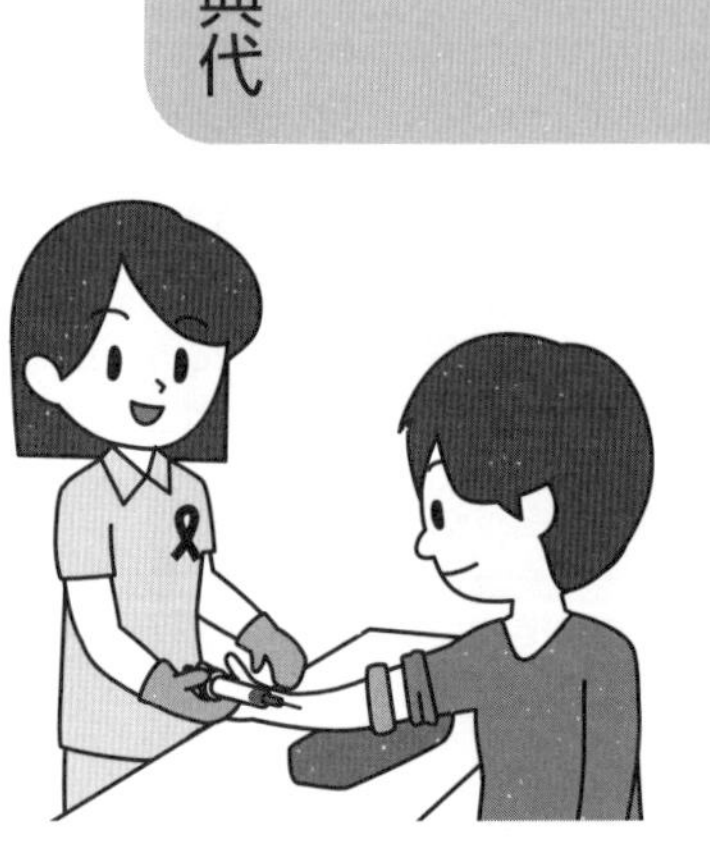

そもそもＨＩＶ感染症とは？エイズとは？

　ＨＩＶとは、「Human Immunodeficiency Virus（ヒト免疫不全ウイルス）」の頭文字をとったもので、原因となるウイルスの名称、エイズは「Acquired Immune Deficiency Syndrome（後天性免疫不全症候群）」の略語です。ＨＩＶウイルスに感染することで、体をさまざまな病原体から守る免疫の力が低下し、健康であればなんでもない感染症などにかかるようになってしまった状態が、「エイズ」です。

エイズにまで進行すると、身体へのダメージが大きく、治療にも時間がかかります。よって、ＨＩＶに感染した場合は、できるだけそれが早い段階でわかることが大事です。早く発見されるほど、その後の経過もよいことがわかっています。しかし日本では、症状が進行しエイズを発症してから感染が判明する方が、全体の報告数の30％近くを占める状況が続いています。これはほかの先進国よりも高く、問題となっています。

ＨＩＶの感染力は弱く、性交渉以外でうつることはほぼありません

日本をはじめとする先進国において、ＨＩＶの感染経路はほとんどが性交渉です。ＨＩＶに感染している人の体液で、他人にウイルスを感染させる可能性のあるものは、主に精液、血液、膣分泌液および母乳です。感染者と性交渉を行うと、ペニスや膣の粘膜からＨＩＶが入ることがあり、感染が成立する可能性があります。ただし、コンドームを正しく使うなどの方法で予防が可能です。

ＨＩＶに感染しているが治療していない男性が、なにも予防策をとらずに女性と性交渉をした場合に相手の女性がＨＩＶに感染する可能性は、高くても１００分の１程度と考えられています。肝炎などと比較しても、１回あたりの行為の感染確率は高くありません。

腸管粘膜は傷つきやすいので、アナルセックス（肛門性交）をおこなう男性同

【ＨＩＶウイルスとは】

ＨＩＶは、人間の体内に侵入すると、免疫機能を担っているリンパ球（白血球の一種）をつぎつぎに破壊します。その結果、徐々に免疫力が下がっていき、健康なときにはかからないような重い感染症や悪性腫瘍などを引き起こします。ＨＩＶは非常に変異しやすく、ワクチンの作成が非常に難しいという特徴があります。

ＨＩＶは主に性交渉を通じて感染します。生殖活動は人間の生命活動に必須な行動ですが、プライバシーが絡み、性活動を一律にコントロールというのは非常に難しいものです。性交渉というルートを利用して感染を広げるという特徴があったからこそ、ＨＩＶ対策は世界でも困難を極めたといえます。

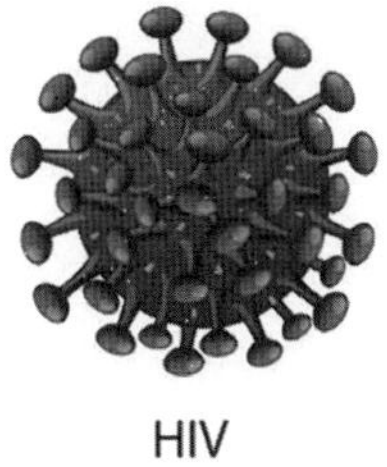

HIV

性間の性交渉では、異性間の性交渉よりも感染のリスクが高いことがわかっています。そのため、男性同性間で性交渉を行う男性において、異性愛者より感染が多く起きている現実があります。

また、妊娠した女性が自分がＨＩＶ陽性であることを知らずに、未治療のまま出産し、授乳により母乳を子に与え続けると、30～40％の確率で赤ちゃんに感染させてしまう可能性があります。アフリカ大陸は最も感染者が多い地域ですが、ＨＩＶ感染症が拡大し始めた１９８０年代当初は、出産時のＨＩＶ陽性の妊婦から子への感染、母乳による子への感染も多くありました。日本ではほぼ１００％の妊婦にＨＩＶ検査が行われ、陽性の場合は治療や適切な対応がとられていますので、子への感染は非常に低く抑えられています。

なぜ世界で、日本で、簡単に新たに感染者数を減らせないのか？

ＨＩＶ感染症は、感染した早期の段階で、過半数の方にかぜやインフルエンザのような症状が出ます。しかしその後のエイズ発症までは、特段の身体症状がない時期が5～10年続きます。この間にも体液にはウイルスが出続けますので、知らぬ間に性行為を通じて感染を広げてしまう可能性があります。

もしわかりやすい症状が出続けるのならば、病院へのすぐの受診や検査に

HIV患者（全年齢）の分布

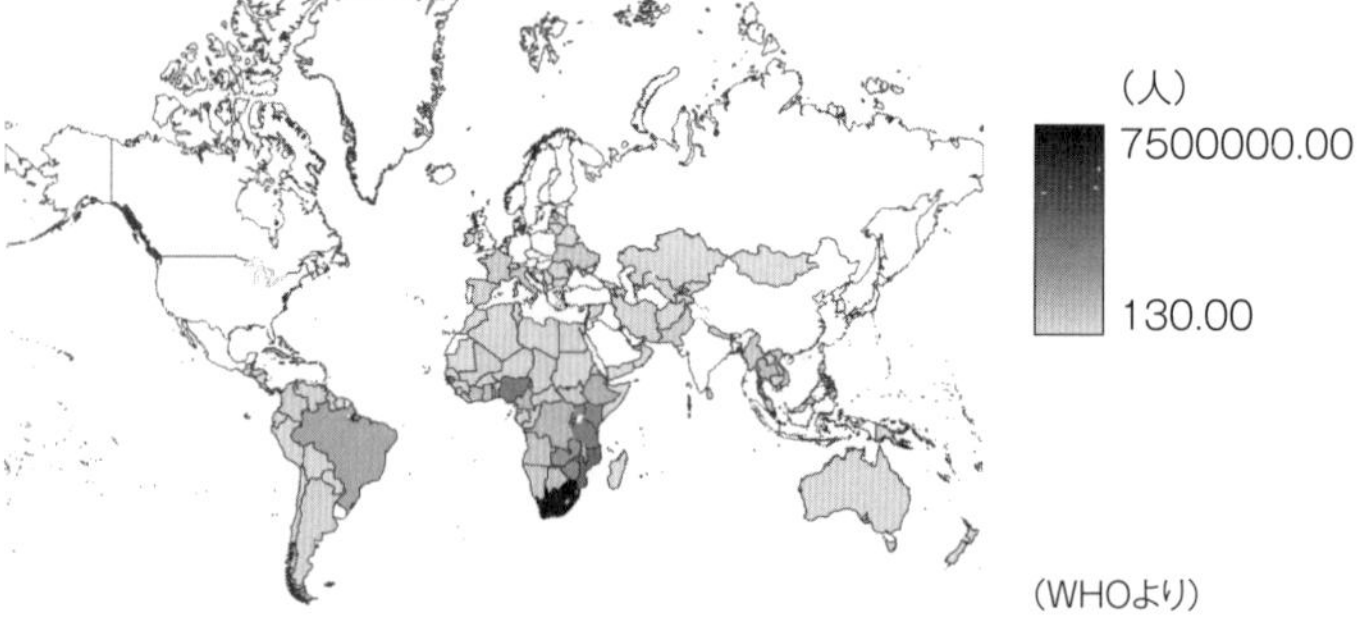

（WHOより）

つながり、早期発見、治療をして、感染拡大を抑え込むことができます。しかし、症状が出ないのですから気がつきません。人に感染させてしまう可能性があるものの、無症候の期間があるということが、対策をたいへん難しくしています。

病気についたイメージが予防対策を難しくさせてしまう

もうひとつ、HIVの感染症対策が難しい理由に、HIV感染症、エイズについてしまった悪いイメージがあります。HIV感染症の流行が報じられた80年代、世界中がパニックになり、この感染症に対してネガティブなイメージが植えつけられてしまいました。〝死の病〟、〝不治の病〟、〝特定の性交渉を行うものだけに起こる病気〟といった誤った認識、偏見が急速に社会に蔓延《まんえん》してしまったのです。そして、陽性者にはいわれのない差別偏見が向けられることになってしまいました。

このような、間違った知識に基づく悪いイメージがついた病気に対して、人々はどう行動するでしょうか？　自身が感染しているかどうか、確認しようとするでしょうか？

HIVに感染しているかどうかを明らかにする「HIV検査法」は開発されたものの、人々は怖がって検査を受けようとしませんでした。感染がわかると差別偏見を受けると思うと、恐怖感、不安感が先行して、検査を受けられなくなってしまうのです。今も、この病気についたイメージが、検査の普及を妨げる要因となっています。

治療の劇的な進歩

ＨＩＶ感染症／エイズの医療は飛躍的な進歩を続けているものの、体内のＨＩＶを完全に取り除く治療法は、現時点ではありません。しかし、ＨＩＶ感染症の治療薬は進歩を遂げました。早期にＨＩＶ感染を見つけ、適切な治療を継続すれば、エイズの発症を防ぎ、感染していない人と同じくらい長く健康的な社会生活を送れるようになっています。

ＨＩＶ感染症の治療には、作用の異なる3種類以上の抗ＨＩＶ薬を併用します。これを「ＡＲＴ（Anti Retroviral Therapy（抗ＨＩＶ薬）[※1]）」と呼びます。ＡＲＴを行うことにより、体内のウイルス量を抑え、免疫力を回復させることができます。

ＡＲＴが導入されたのは97年。開発当時は毎日複数回、多量の錠剤を服用する必要があり、強い副作用もあって、患者さんにとって相当な負担となっていました。しかし現在は新しい薬が増え、１日１錠の服薬で済むものも多く開発されています。毎日飲み続ける必要はありますが、副作用も以前よりずいぶんと軽くなり、患者さんにかかる負担も軽減しています。

ＡＲＴをしっかり継続し、体内のウイルス量が大きく減少すれば、ＨＩＶ感染者からほかの人への感染リスクをゼロに近いレベルまで下げることができること

※1　抗ＨＩＶ薬は、ＨＩＶが体内の免疫細胞に侵入するのを防いだり、また侵入したウィルスが細胞内で増殖するのを防ぐ機序をもっている。

も、数多くの研究から明らかになりました。つまり、ARTという「治療」が、パートナーへＨＩＶを感染させない極めて有効な「予防」でもある時代になっているのです。

なお、金銭負担については、ＨＩＶ感染症[※2]の治療に対する社会保障制度があります。高い医療費で治療継続が途絶えることがないよう、経済的な負担が軽減される仕組みが整っています。

感染しているかは検査を受けなければわからない

あなたがＨＩＶに感染しているかどうかは、検査を受けなければわかりません。感染していないことがわかれば、不安を解消できます。感染がわかった場合も、ＨＩＶを抑える治療を受けることで、感染前と変わらない生活を続けることができます。早く感染がわかると、その後の体調管理もしやすくなります。

ＨＩＶ検査は、保健所（無料匿名）、病院、クリニック（有料）などで実施されています。「スクリーニング検査（ふるい分け）」と「確認検査」の２段階があり、まずスクリーニング検査で陰性であれば、ＨＩＶに感染していないことになります。陽性となった場合は「確認検査」が実施され、それで陽性であればＨＩＶに感染していると考えられます。

HIV検査について

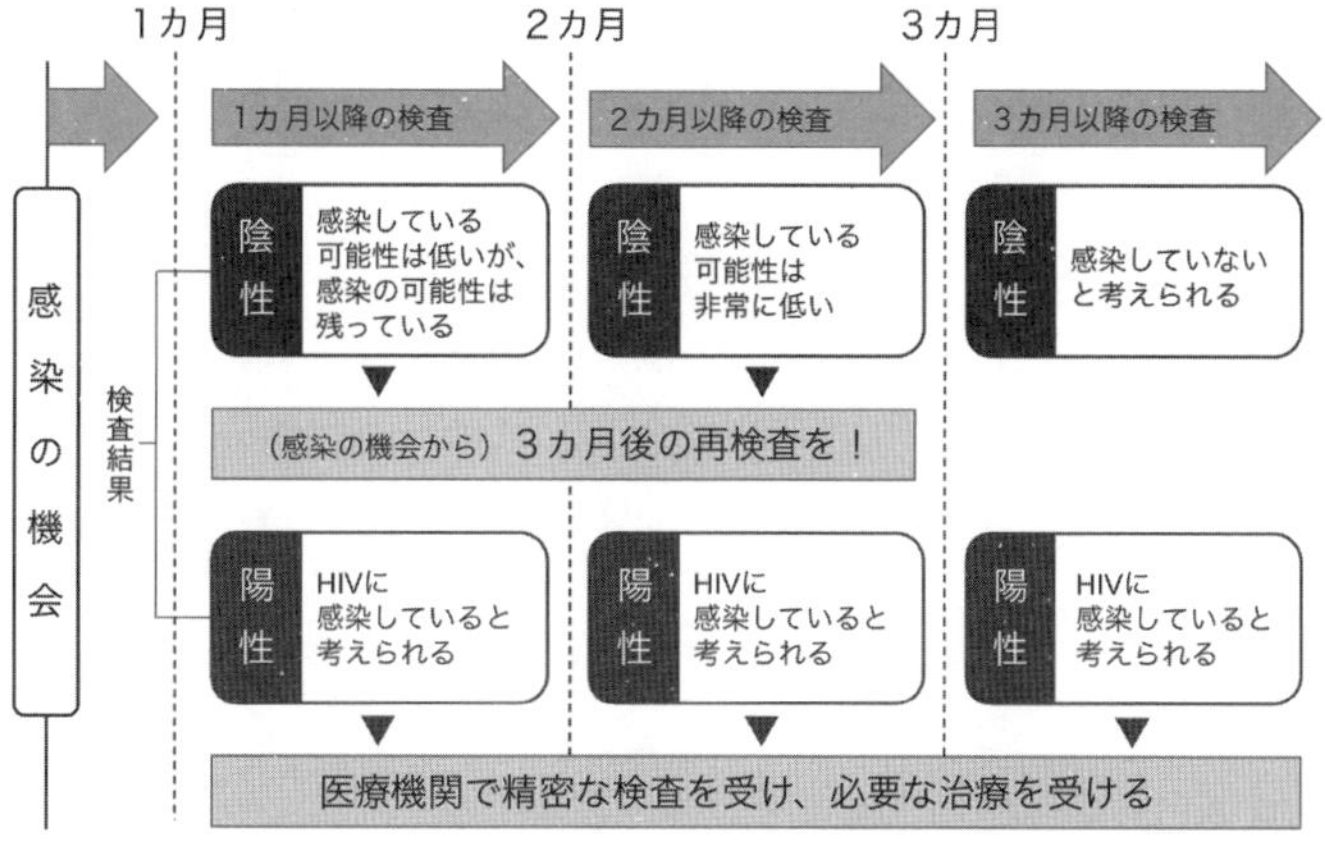

※２　くわしくは、ウェブサイト「ＨＩＶ検査相談マップ」（https://www.hivkensa.com/）などをご参照ください。

治療薬が格段に進歩しているからこそ、ＨＩＶの感染可能性がある人がより早期に検査を受けられるように、受けやすい検査を提供することが求められています。海外では、自身で血液サンプルを採り、自宅などで簡単にスクリーニング検査ができる検査キットや、郵送で血液サンプルを送り、インターネットで結果を確認する方法も取り入れられるようになってきています。

日本の「ＨＩＶとともに生きる人々」

先ほども述べた通り、ＨＩＶ感染症の治療は格段に進歩し、世界でもＨＩＶは〝ともに生きていき、つきあっていく病気〟と認識されるようになってきました。したがって、ＨＩＶに感染している人のことを「ＨＩＶとともに生きる人々」と呼ぶようになっています。感染しても、速やかに医療機関を受診し、治療を開始・継続していれば「普通に生活する」ことが可能な時代です。

就学も就労にも制限はありません。パートナーと交際し、子供を持ち、育てることもできます。また、どのような病気になっても必要な治療を受けることができ、人生の最期も望む場所で望むように迎えることができます。

しかし、「ＨＩＶとともに生きる人々」をとりまく現実はどうでしょうか？彼らを対象とした調査では、パートナーや親族に病名を告知できない人が多くいることがわかっています。また、かかりつけ以外の医療機関（歯科診療など）でも、診療拒否が心配で病名を開示することをためらっている人が多くいます。

また、雇用面で不利があるのではないかと心配で、職場で病名を開示できずにいる人も多くいます。職場[※3]で自分のＨＩＶの感染を開示している人は、約20％しかいないことが調査からわかっています。

ＨＩＶについていまだに語りにくい社会の雰囲気は、ＨＩＶに感染したことを誰にも言えず抱え込みがちにさせてしまい、ＨＩＶ検査を受けることを難しくしています。検査による早期発見が進まず、エイズを発症してから病院で感染が判明する割合が全体の30％も占めてしまっているのが、日本の現状です。

「Ｕ＝Ｕ」を聞いたことがありますか？

正確には「Ｕ equals（イコールズ）Ｕ」と読みますが、一般には「Ｕイコール Ｕ」といわれています。ＨＩＶ陽性者の当事者が提唱したスローガンで、科学者や医療者も賛同する形で世界中に広がったキャンペーンです。

１つ目の「Ｕ」は、ＨＩＶが最新の検査技術を使っても検出できない「検出限界未満である」ことを指しています。ＨＩＶに感染している人の体内のウイルス量は、現在ＰＣＲ法によって測定することができ、血漿《けっしょう》１mℓあたりの量で表わします。現在、１日１回１錠のＨＩＶ治療薬を内服すると、６カ月以内にウイルス量は「検出限界未満」になります。つまりこの「Ｕ」は、きちんと治療を行っていて、ウイルスが検査でも検出できない量に減少した状態である、ということを

※3 傷を負う可能性が高い職種（救急、消防士、警察、刃物を扱う飲食業）などでは言っておいた方が、けがをしたときなどの場合に安心感があるという人もいます。

示します。
2つ目の「U」は、「感染しない」ということを指します。治療をしているHIV陽性者と性行為をしても（コンドームを使用していなくても）感染しない、逆をいえば、治療をしていればコンドームを使用しない性行為でもパートナーに感染させない、ということを意味します。治療薬の進歩は、HIV陽性者とパートナーたちに「安全なセックス」をもたらしたといえます。

この「U＝U」は陽性者の人権擁護、差別偏見の軽減のためにも、たいへん重要なメッセージとなっています。陽性者はこれまで、HIV感染症が増えるのは陽性者が性行為を行って拡散しているからだ、といわれて差別されたり、いわれのない偏見を受け続けてきました。治療をしていれば陽性者は感染を広げない、ということは非常に重要な事実です。陽性者でも治療をしていれば、結婚も子供を持つことも、出産も、セックスもあきらめることはないのです。U＝Uはこのことをしっかりとサポートするメッセージともいえるでしょう。

新型コロナウイルスの感染拡大により HIV検査の機会も激減している

現在、新型コロナ感染症の拡大により、HIVの検査件数が大幅に落ち込んでいます。保健所で新型コロナ感染症対策を行っている部署と、エイズ検査や予防

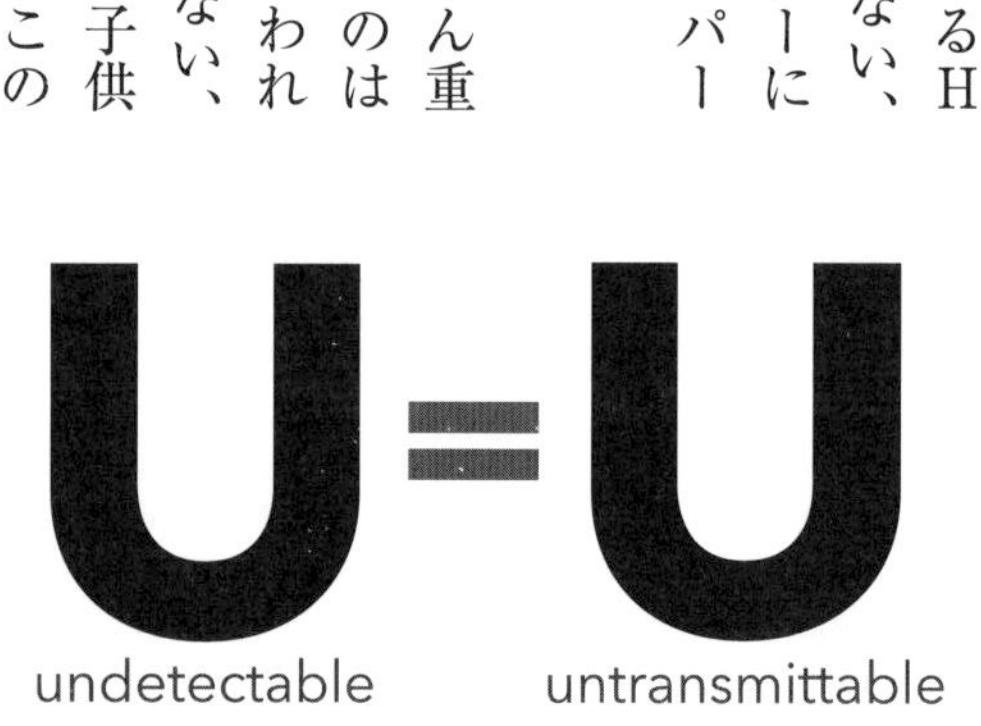

の対策を行う部署は同じで、マンパワーが新型コロナウイルス対策に割かれているため、ＨＩＶの検査が縮小せざるを得なくなっているのです。実際に、保健所では例年と比較してＨＩＶの検査提供件数が7割以上も減っています。つまり、ＨＩＶ感染者の早期発見の機会が失われているのであり、エイズを発症してから見つかる症例が今後増加するのではないかと危惧されています。

感染しているかも？と思ったら、できるだけ早く検査を受けることが、その後普通の生活を送っていくために極めて重要となります。早期に検査を受けることは、自分とパートナーを守るために大事なことです。検査は、不要不急の行動ではありません。

「感染している人の90％が検査を受け、検査を受けた人の90％が病院で治療を受け、そのうち90％がしっかりと正しく服薬を続けることができれば、エイズの流行は終わらせることができる」という目標が、世界では掲げられています。しかし、日本ではこういった変化が正確な情報として、十分に社会、市民に伝わっているとはいえません。新しい、正しい知識を身につけて、差別、偏見の解消につないでいくことがさらに求められます。

更年期を上手に過ごそう

医学研究科産科婦人科学　教授／医学部附属東部医療センター　院長代行
村上　勇

女性の一生と女性ホルモンは切っても切れない関係にあります。人生100年といわれるようになり、女性の長寿化に伴って、閉経後の時間も長くなりました。更年期を理解し、有意義な生活を過ごしましょう。

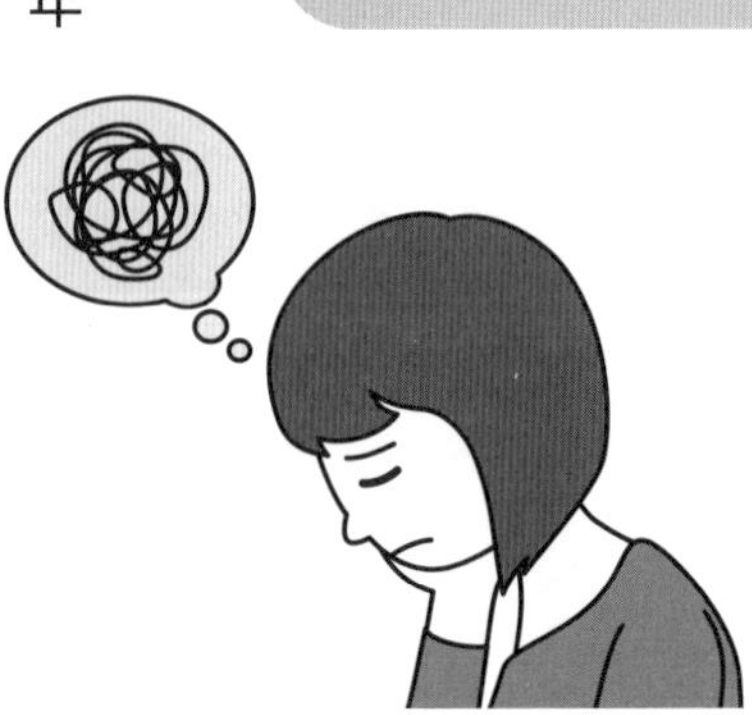

更年期とは

「更年期」とは閉経周辺期の期間をいい、女性ホルモンの変化により体調が変わりやすい時期です。性成熟期から老年期へと移りかわる時期で、わが国では閉経の前後5年の計10年間とされており、おおよそ45歳から55歳ごろといえます。

女性のライフステージは、卵巣の働きの状態により小児期、思春期、性成熟期、更年期、老年期に分かれます。女性が性成熟期の終わりに達し、卵巣の働きが次第に衰え、ついに月経が止まった状態を「閉経」といいます。閉経の診断は、最後の月経から12カ月以上月経が来ないことを確認して判定されます。1995年の報告では、閉経年齢の中央値は50・5歳とされています。

更年期障害の症状

更年期の女性ホルモン、すなわち卵巣から分泌されるエストロゲンの減少は、さまざまな問題を引き起こします（図表1）。更年期に現れるいろいろな症状の中で、どの臓器が原因か特定できないような症状を「更年期症状」と呼び、日常生活に支障をきたすほどの状態を「更年期障害」といいます。

症状としては、

①顔のほてり、のぼせ、汗をかくなどの血管運動神経症状
②疲れやすい、めまい、動悸《どうき》、頭痛、肩こり、腰痛などの身体症状
③不眠、いらいら、うつっぽいなどの精神症状

から成り立っています。

原因としては、卵巣の働きの衰えが主なものですが、心理的な要素（性格がもともとまじめ、几帳面など）、環境因子（家庭、職場の問題など）が重なって影響し、症状が現れると考えられています。

図表1　エストロゲンとライフステージ

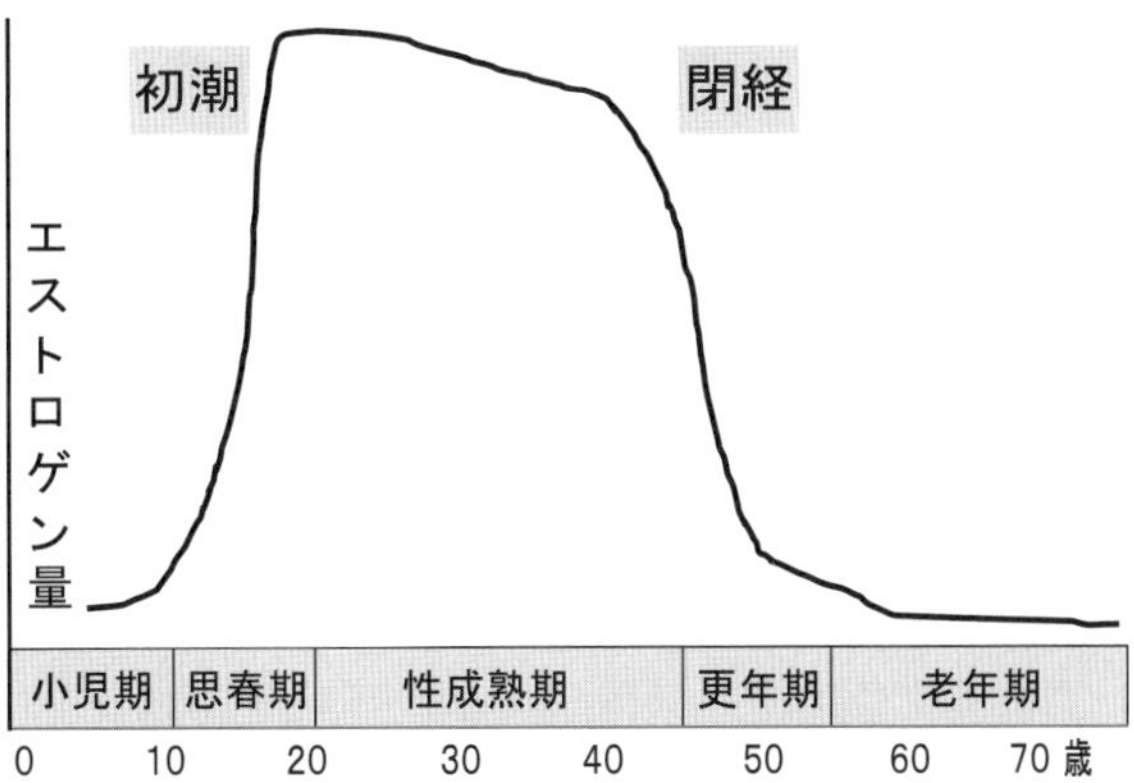

更年期障害の治療

「ホルモン補充療法」は、エストロゲンの欠乏による症状を改善する目的で行われます。特に先に述べた①の血管運動神経症状に対しては、治療開始から早い時期に効果が表れてきます。③の精神症状を伴う方にも効果が期待できますが、精神症状が重く効果がない場合には、抗うつ薬などの向精神薬を使用することがあります。

エストロゲン製剤には飲み薬、貼り薬、塗り薬があり、患者さんはそれぞれのメリット・デメリットを考慮したうえで、好きなものを選択できます。エストロゲンには子宮内膜を厚くする作用があり、子宮内膜増殖症[※1]や子宮体がんのリスクを避けるために、子宮のある方では黄体ホルモン[※2]製剤を併用する必要があります。治療に伴うマイナートラブルとして、不正性器出血、乳房の痛みや張った感じが出ますが、大概は治療を続けるうちに徐々によくなります。

ホルモン補充療法によりリスクが増える病気としては、乳がん、静脈血栓塞栓症、脳卒中などが挙げられます。しかしながら、使用する薬剤や治療の時期によりリスクは異なりますので、治療を行う際には医師から説明を受け、十分相談していただきたいと思います。

海外に比べて、ホルモン補充療法[※3]がわが国ではまだ根づいてない一方で、漢方

※1　**子宮内膜増殖症**
子宮体がんの前段階の病変。子宮内膜症とは別の病気。

※2　**黄体ホルモン**
卵巣から分泌されるもうひとつの女性ホルモン。

※3　**ホルモン補充療法**
その普及率は、欧米では30～40％であるのに対し、日本では2％弱といわれています。その理由は、わが国ではホルモン剤の副作用や起こり得るリスクを心配される方が多いためと考えられます。

薬が従来より広く使用されています。「虚・実症」[※4]などを目安として、患者さんの体調・体質を判断し、症状に応じた処方が行われています。

更年期障害によく用いられるものとしては、「当帰芍薬散《とうきしゃくやくさん》」、「加味逍遥散《かみしょうようさん》」、「桂枝茯苓丸《けいしぶくりょうがん》」が婦人科の3大処方として挙げられます。たいへんおおざっぱにいえば、体力がなく、冷え性や貧血気味の人には「当帰芍薬散」、虚弱体質で不眠、イライラなどの精神症状がある人には「加味逍遥散」、体力があり赤ら顔でのぼせる人には「桂枝茯苓丸」が当てはまるといわれています。また、〝植物エストロゲン〟として知られている大豆イソフラボンは、エストロゲンと似た働きをもち、ほてり症状に対して改善効果があるといわれ、最近注目されています。

これら漢方薬や大豆イソフラボンなどのサプリメントは、副作用が少なく使いやすいとされていますが、副作用がまったくないわけではありませんので、長期に服用する際には注意が必要です。

更年期から老年期に向けて

この時期には、以下の病気に注意を払いましょう。

①萎縮《いしゅく》性膣炎

エストロゲンは、泌尿器や生殖器粘膜の発育や働きに重要な役割を果たしてい

※4 **虚・実症**
からだの抵抗力の強弱を「虚実」という。「虚証」は病気をはねかえす力が弱い状態で、元気がない、青白い、胃腸が弱いなどの症状がみられる。「実証」は逆に病気をはねかえす力が強く、元気がよい、顔色がよい、食欲もあるなどの状態。

ます。エストロゲンの分泌が低下すると、膣粘膜が薄くなり、膣の乾いた感じや、おりもの（黄色く悪臭が出る）、外陰部の痛み、性交痛などの症状が現れます。60歳以上の健康な女性の約半数に、なんらかの膣症状がみられるともいわれています。

膣の中は、常在する乳酸桿菌《かんきん》により酸性に保たれることで、病原菌の発育が抑えられ、膣炎や膀胱《ぼうこう》炎などの細菌感染を防いでいます。エストロゲンが低下すると、膣の壁が薄くなって乳酸桿菌が減少し、膣内の酸性が保たれなくなって、感染が起きやすくなります。治療にはまず、エストロゲン膣剤（膣内に直接挿入する薬）を使用します。

②骨粗しょう症

骨の量を示す目安として、「骨密度」があります。骨密度は加齢とともに減少していきますが、男性に比べ女性ではもともと最大骨量が低く、さらにエストロゲンの減少とともに、更年期から閉経後に骨密度は急激に減少していきます（図表2）。そのため、女性は骨粗しょう症になりやすく、60歳台から骨折しやすくなる人が徐々に増えてきます。

骨の量は骨代謝、すなわち壊される骨の量と、新たにつくられる骨の量とのバランス※5に左右されます。エストロゲンには骨が壊れるのを防ぐ作用があり、エストロゲンが減少すると骨が壊れやすくなり、骨密度が低下することが知られています。

図表2　加齢と骨量(骨密度)

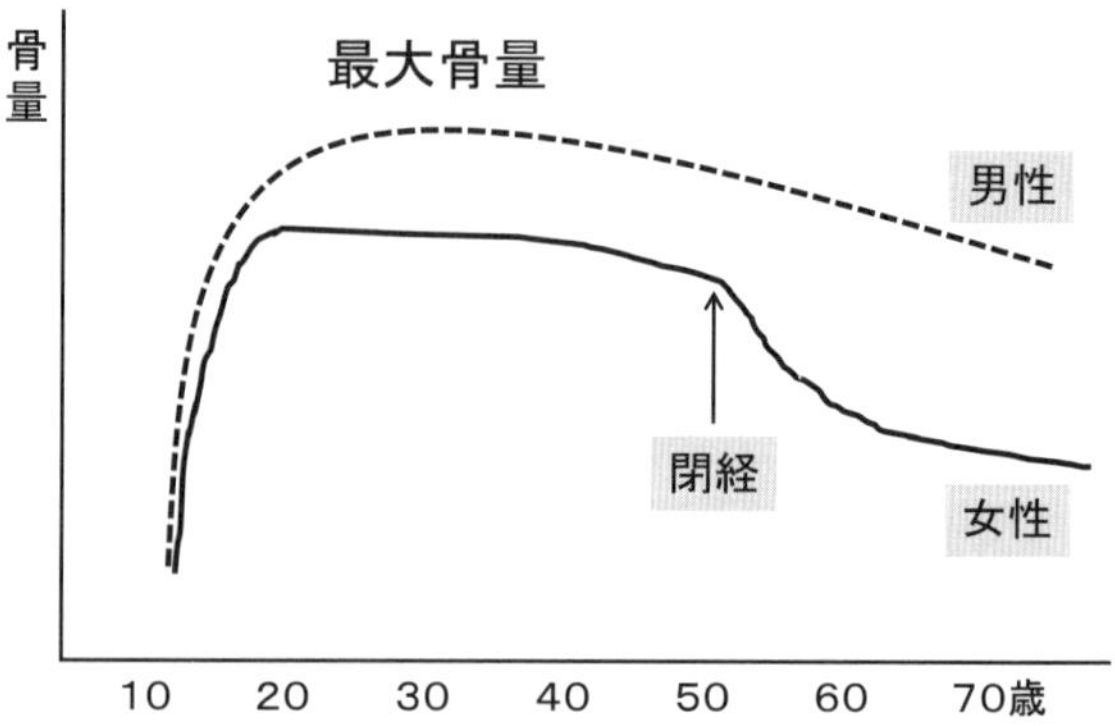

※5　骨吸収（破骨細胞によって骨が壊されること）と、骨形成（骨が新たにつくられること）のバランス。

骨粗しょう症の目に見える兆候は、背骨の圧迫骨折（骨がつぶれること）です。背骨は椎骨《ついこつ》という骨が積み重なりできていますが、椎骨がつぶれると背中が曲がり、身長が低くなっていきます。また、転んだときに骨折しやすくなります。とっさに手をつくと橈骨《とうこつ》骨折（腕の骨の手首近く）、しりもちをつくと大腿骨《だいたいこつ》頭骨折（太もものつけ根）が起こります。大腿骨頭骨折は特に、寝たきり状態につながることがあります。

診断は、骨のレントゲン撮影や骨密度の測定により行われます。診断基準を図表3に示します。治療には「ビスホスホネート薬」、「選択的エストロゲン受容体モジュレーター（ＳＥＲＭ）」[※6]などが使われますが、更年期症状を伴う女性ではホルモン補充療法も選択肢です。

③脂質異常症

脂質異常症は動脈硬化の大きな危険因子で、心臓病や脳血管病に深く関わります。悪玉コレステロールといわれるＬＤＬ―Ｃが１４０㎎／dℓ以上になると「高ＬＤＬ―Ｃ血症」、善玉コレステロールといわれるＨＤＬ―Ｃが40㎎／dℓ未満になると「低ＨＤＬ―Ｃ血症」、中性脂肪ＴＧ（トリグリセライド）が１５０㎎／dℓ以上になると「高ＴＧ血症」と診断されます。

日本人女性の調査では、ＬＤＬ―Ｃは50歳ごろより急激に上昇し、ＨＤＬ―Ｃは50歳以後に低下する傾向がみられ、このことには閉経、すなわちエストロゲン

図表3　原発性骨粗しょう症の診断基準

Ⅰ. 脆弱性骨折[1)]あり
1. 椎体骨折または大腿骨近位部骨折あり
2. その他の脆弱性骨折有、骨密度がYAM[2)]の80%未満

Ⅱ. 脆弱性骨折なし
骨密度がYAMの70%以下または-2.5SD以下

1）脆弱性骨折:軽微な外力によって発生した非外傷性骨折
2）YAM:若年成人平均値

（出典:『産婦人科診療ガイドライン　婦人科外来編2020』）

※6　選択的エストロゲン受容体モジュレーター
臓器選択的にエストロゲン様作用を示す薬剤。骨に対してはエストロゲンと同様に骨が壊れるのを防ぐ作用がある。一方で、乳がんの発症は増加させない。

の低下と密接な関連があることが示されています。閉経前の女性は、閉経後の女性に比べ脂質異常症の頻度が低く、これはエストロゲンの血管を守る作用によるものだと考えられます。

さらに女性では、心筋梗塞などの冠動脈疾患の発生あるいは死亡率が、この閉経前のエストロゲン作用による影響で、男性より約10年遅れるとされています。この閉経後には危険因子を意識した、生活習慣の改善に努めることが勧められます。

治療には「HMG—CoA還元酵素阻害薬（スタチン）」[※7]などが使用されますが、更年期障害がある方にはホルモン補充療法による脂質改善効果を期待し、試みられることがあります。

④骨盤臓器脱

「骨盤臓器脱」は、骨盤内の臓器が下がってきて外に飛び出してしまう状態です。飛び出た場所により、「子宮脱」、「膀胱瘤《りゅう》」、「直腸瘤」などに分類されますが、それらが合併することがほとんどです（図表4）。不快感だけでなく、排尿・排便・性機能障害などさまざまな症状が現れます。

治療には、後述する「骨盤底筋訓練」や「ペッサリー療法（リングを膣内に挿入する）」、または手術療法があります。手術は、従来から

図表4

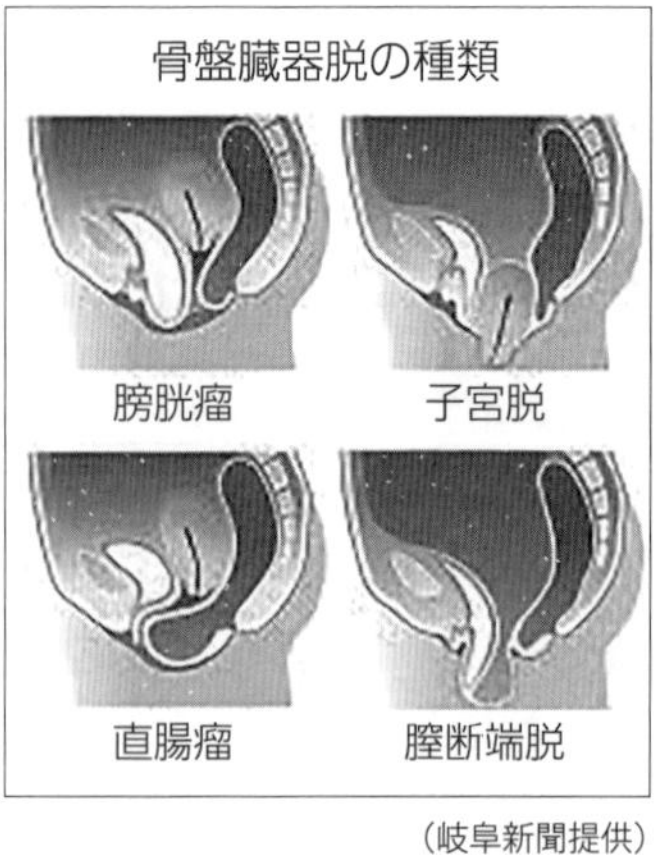

（岐阜新聞提供）

※7　HMG—CoA還元酵素阻害薬
肝臓でのコレステロール合成を抑え、LDLコレステロールを低下させる薬剤。

【生活習慣の改善方法】
①喫煙しない
②運動量増加（ウォーキングなど有酸素運動を1日30分以上、少なくとも週3日）
③適正な体重の維持
④アルコール制限（1日25g以下）
⑤バランスのよい食事（食塩摂取は1日6g未満など）
が挙げられます。まずはこれらの生活習慣を改善し、それでも血清脂質値が目標値に達しない場合は薬物療法が考慮されます。

膣式[※8]に子宮を摘出し膣壁を補強する手術が行われてきましたが、最近は膣式にメッシュ（網）を入れて補強する手術や、腹腔鏡により膣壁を仙骨に固定する手術など、選択肢が増えてきました。

※8　子宮全摘術には、腹式（おなかを切って行う）と膣式（おなかを切らず膣側からアプローチする）がある。膣式のこの手術では、膣側から子宮を摘出し、その後に下がってゆるんだ膣壁を切除して、補強する。

⑤女性下部尿路症状

膀胱は、通常200〜500㎖の尿を蓄えることができます。日中4〜7回、3〜4時間の間隔をおいて、1度に300㎖前後の尿を勢いよく出し切ることができるのが、正常な排尿です。1日の尿量は通常1000〜2500㎖で、600㎖以下（乏尿）、3000㎖以上（多尿）は異常と考えられます。

下部尿路症状は、蓄尿症状（頻尿、尿意切迫感、尿失禁）、排尿症状（排尿困難）、排尿後症状（残尿感）の3つに分類されます。これらの症状は子宮筋腫や卵巣腫瘍、婦人科悪性腫瘍などでみられることがありますが、婦人科の診察で異常がなければ、泌尿器科を受診することもお勧めします。骨盤臓器脱に伴う症状であれば、先に述べた治療が考慮されます。

日常生活で心がけること

更年期から老年期を健やかに過ごすため、下記のことに留意しましょう。

①定期的に健診を受ける

健康診断では、生活習慣病（高血圧、糖尿病、脂質異常症）、骨粗しょう症、子宮がん、乳がんの検査などが行われます。健診を通じて健康状態と病気の有無を確認しましょう。

婦人科検診では、子宮筋腫、子宮内膜症、卵巣腫瘍や悪性腫瘍が見つかることもあり、有意義であると考えられます。わが国では、全年齢を通して子宮がん検診の受診率が低いことが問題とされていますが、特にこの年代の方は積極的に検診を受けるようおすすめします。

②メンタルケア

更年期の時期は、ライフステージからみてもストレスを受けやすい時期といえます。40～50歳代は、仕事に関しても責任が増える世代です。家庭においても、親の介護や家族の環境の変化（単身赴任、子供の受験、自立など）でストレスが増えてきます。

これらの環境要因を整理して、自分ひとりだけでがんばりすぎないようにしましょう。不眠はストレスの目安にもなりますので、よい睡眠を得るために、生活習慣を整えましょう。

③バランスのよい食事

動脈硬化性疾患を予防するための適切なカロリー摂取量は、その人の活動性や肥満度[※9]によります。図表5にカロリー計算式を示します。

※9　肥満度はBMI（kg／m²）＝体重（kg）÷［身長（m）］の2乗で表されます。

栄養素のバランスは、タンパク質13～20％、脂質20～30％、炭水化物50～65％で摂取するのが適正とされていますので、それぞれの体格に応じた適度なカロリー量で、バランスのよい食事を心がけてください。２００５年に厚生労働省・農林水産省が策定した「食事バランスガイド」も参考にするとよいでしょう。

また骨粗しょう症の予防のためには、カルシウム（牛乳・乳製品、小魚、緑黄色野菜、大豆・大豆製品）、ビタミンD（魚類、キノコ類）、ビタミンK（納豆、緑黄色野菜）などを積極的に摂ることをおすすめします。

④適度な運動

文部科学省の実態調査では、40～50歳代の女性の8割以上が運動不足を感じているとのことです。実際、運動習慣のある方（30分以上の運動を週2回以上、1年以上継続）は、40～50歳代では1～2割程度とされています。

ただし過度の運動は、もともと病気のある方の病状を悪化させたり、ひざ・腰などを痛めたりすることもありますので、無理せず持続して行うことが重要です。まずは歩くことから始めてはいかがでしょう。散歩がてら近くを歩く、買い物に少し遠出するなど、続けられそうなことから始めましょう。外に出て日光を浴びることで、体内でのビタミンDの産生も増え、カルシウムの吸収が促進されるため、骨の代謝によい影響があります。

骨を強くするには、重力や運動などによる骨への刺激が必要です。宇宙飛行士は宇宙で無重力状態の中で生活するため、骨の量が急激に減り、筋力も低下し、

図表5　エネルギー摂取量の計算式

●肥満:BMI≧25
エネルギー摂取量(kcal/日)=標準体重(kg)×25～30(kcal)を目指す。初期段階では現状より250kcal/日程度減らす。
標準体重(kg)=[身長(m)]^2×22

●標準:18.5≦BMI<25
推定エネルギー必要量(kcal/日)=基礎代謝基準値×体重(kg)×身体活動レベル
基礎代謝基準値(女性)は、30~49歳では21.7、50歳以上では20.7
身体活動レベルの係数は、低い場合は1.50、ふつう1.75、高い2.00

●やせ:BMI<18.5
エネルギー摂取量(kcal/日)=標準体重(kg)×30～35(kcal)

（出典:日本女性医学学会『女性医学ガイドブック　更年期医療編2019年度版』）

地球に戻った際には歩けなくなるほどの人もいます。骨の量をできるだけ保つためには、階段の上り下りや筋力トレーニングなど、骨に負荷がかかるような運動がよいといわれています。

また、骨盤内臓器を支える働きをする骨盤底筋の衰えから起こる、尿失禁や軽度の骨盤臓器脱に対しては、骨盤底筋訓練（図表6）が有用です。「骨盤底筋」とは、骨盤の底で膀胱や子宮、直腸などが下がらないように支えている筋肉群です。骨盤底筋がゆるむと尿道や膣が十分締まらなくなり、腹圧性尿失禁（おなかに力がかかると尿が漏れる）や骨盤臓器脱の原因となります。

肛門・膣を締めたまま3〜5秒保つのを、10回を1セットとして、1日3セット以上行うことを目指しましょう。無理せず根気よく続けましょう。

更年期症状の仕組みを知り、準備をしておきましょう

更年期は、女性なら誰でも通過するライフステージの1段階で、更年期症状の程度に差はあれ、時期が来れば必ず改善し、治まります。ですから、これらの症状が起こる原因を十分理解し、日頃から心身ともに準備をしておけば、大して心配はいりません。

もし症状が強く現れ、日常生活に支障が出た場合には、ホルモン補充療法を含めた有効な薬物治療が選択できます。エストロゲン欠乏がきっかけで閉経後から

図表6　骨盤底筋訓練

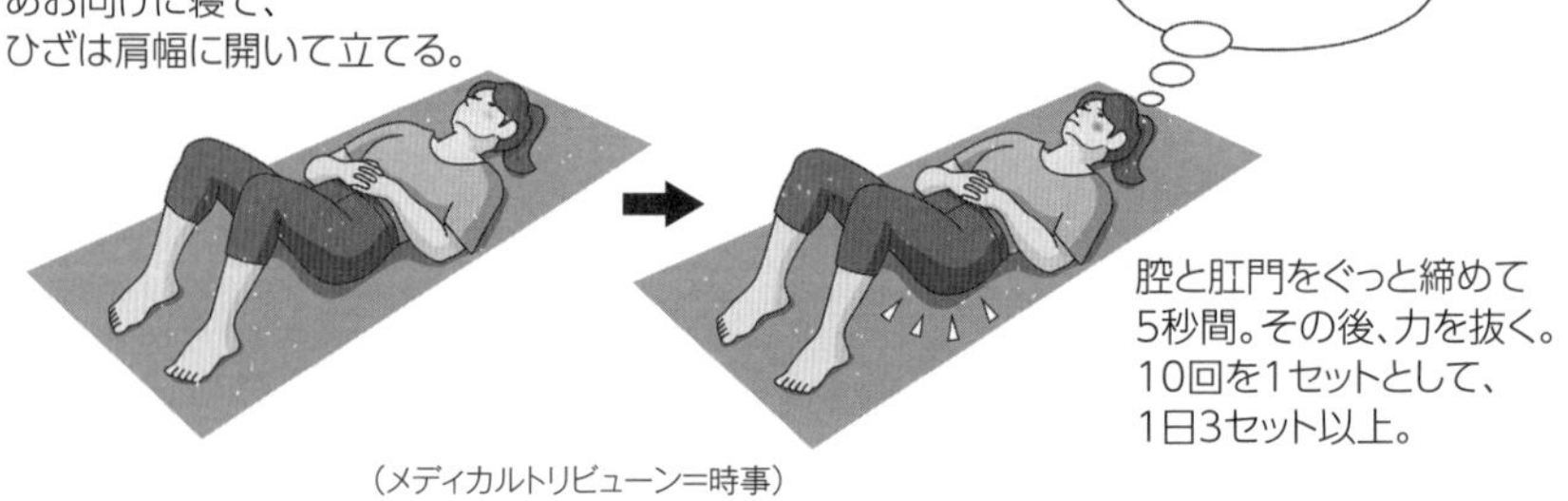
あお向けに寝て、
ひざは肩幅に開いて立てる。
1・2・3・4・5
腟と肛門をぐっと締めて
5秒間。その後、力を抜く。

（メディカルトリビューン＝時事）

起こり得る病気に対しても、さまざまな治療が選択可能です。

その際には、信頼でき、なんでも相談できるかかりつけ医をもつことが重要です。あなたの気になる症状を交通整理し、婦人科で対応できるものか、ほかの診療科に関わるものかを判断し、診断から治療へと的確に進めてくれるかかりつけ医とともに、この人生の折り返し地点からの生活を、穏やかに、有意義に過ごせますよう願っています。

あなたのまわりに寄生虫？

医学研究科　臨床感染制御学　教授
医学部附属東部医療センター　感染症センター長
長谷川 千尋

〝日本に寄生虫なんていないでしょ、よその国の話じゃないの？〟しかし、昨今のグルメブームや海外旅行の多様化、または輸入食品などを通して、寄生虫があなたの体に忍び込んでいる場合があります。日本でも身近な寄生虫について紹介します。

まずは食事に気をつけよう

上下水道の整備や食品の徹底した衛生管理によって、確かに寄生虫は、日本では〝よくある病気〟ではなくなりました。小学校で行われていたぎょう虫検査も、寄生虫症が激減し、検査で陽性になる方がほぼいなくなったことを受けて、２０１５年度を最後に廃止されました。

しかし、寄生虫症の多くは食事が原因となっています。日本には刺身やお寿司のように生で魚を食べるという、世界でもまれな文化があります。また、日本は食料自給率が低く、海外からたくさんの食材を輸入しており、その量はナゴヤドー

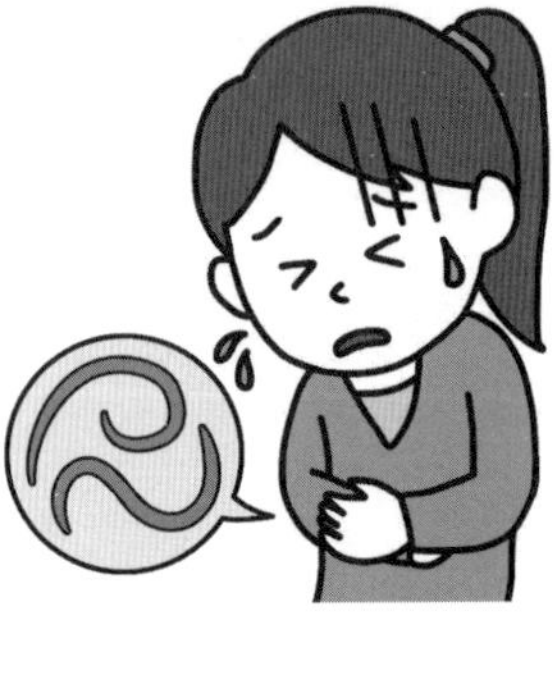

ムの26倍ともいわれています。そのため日本は、先進国の中でも寄生虫症のリスクが高い国といえるかもしれません。

新鮮な魚介類に注意！

【アニサキス】

アニサキスの幼虫は、イカやサバなどに寄生しています。このイカやサバがイルカやクジラなどに食べられると、その体内で成虫まで育つことができます。しかし、それをヒトが途中で横取りしてしまう（イカやサバを生で食べる）と、ヒトに感染することがあります。

症状としては、みぞおちに痛みが出ることが多く、その程度は軽いものから七転八倒するほどのものまでさまざまです。痛みは寄生虫に対するアレルギー反応と関連することがあり、感染をくり返すたびに強くなることがあるようです。

アニサキスは、ヒトの体の中では成虫になることができないため、卵を産んで増殖することはありません。感染によって命に関わることもほぼありませんが、痛みの程度が強いため、多くの場合は治療の対象となります。

内視鏡検査で虫を見つけることにより診断し、同時に器具を用いて虫を取り出すことが治療となります。図表1は当院の当時研修医の胃の写真です。おいしいサバを食べた翌日におなかが痛くなり、相談を受けました。アニサキスが疑われ、内視鏡で虫を確認し、同時に治療を行いました。

図表1　アニサキスを摘出する様子

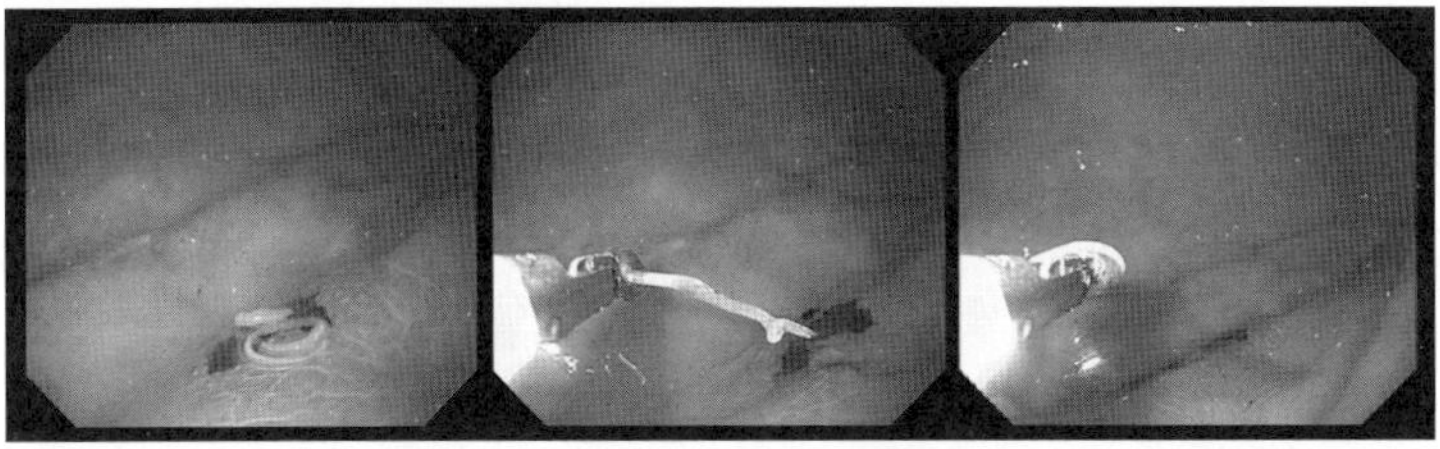

医学部附属東部医療センターの研修医の胃に寄生したアニサキスを内視鏡的に摘出している様子

【サナダムシ（日本海裂頭条虫）】

〝サナダムシ〟という名前は、〝さなだひも〟のように平たいひも状の形をした寄生虫の総称です。国内でみられるサナダムシの多くは「日本海裂頭条虫」で、サケやマスなどに寄生しています。ヨーロッパでみられる「広節裂頭条虫」と姿かたちはまったく同じですが、日本のサナダムシは貧血や栄養不良などの原因になることはなく、ヨーロッパのものと比べるときわめておとなしい寄生虫です。

サナダムシの寿命は7～10年といわれています。寿命を迎えるまでおなかの中で飼ってもかまいませんが、時々おしりからひもが出てくるのは気分がいいものではありませんので、治療を行います。

日本ではサナダムシはまれな病気となってしまったため、保険適応のある治療薬がありません。腸の検査に用いる造影剤（ガストログラフィン）が治療薬としても作用しますので、当院ではこの造影剤を用いて診断と治療を同時に行っています（図表2）。

ジビエ料理に注意！

【肝蛭《かんてつ》】

寄生虫ではありませんが、最近全国でE型肝炎の報告が増えています。E型肝炎を引き起こす「E型肝炎ウイルス」は、イノシシやシカ、豚のレバーなどに含まれ、加熱が不十分であったり、生の状態で食べたりすることで感染が起きます。

図表2　サナダムシ

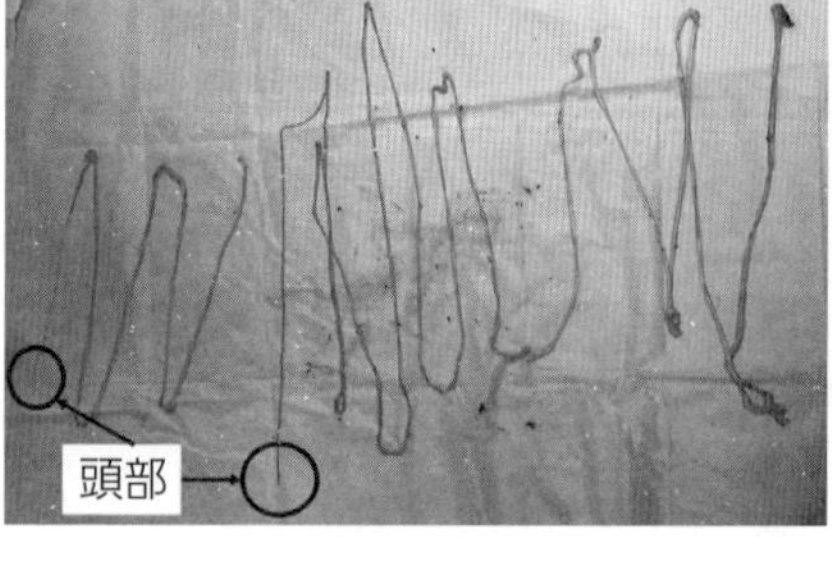

ガストログラフィンによる駆虫法で回収された1.5mと5mの日本海裂頭条虫。細くなった先端が頭部

生ガキが原因となることが多いA型肝炎と同様に、全身の倦怠《けんたい》感、発熱、吐き気、黄疸《おうだん》などの急性肝炎として発症し、とくに妊婦では重症化することが多いといわれています。治療薬はなく、重症化した場合には、肝臓移植が必要となることもあります。

E型肝炎と同様に、報告数は極めてまれですが、野生の生き物（ジビエ料理）から感染する「肝蛭」（名前のとおり肝臓にすみつく〝蛭《ひる》〟）という寄生虫がいます。体長2～3㎝の、まさに蛭のような形をした寄生虫で、牛の肉や牧草地に生えるクレソンなどを食した際に、人に感染することがあります。

腸管に入ってきた肝蛭は、腸管壁を破って腸の外に出ていきます。その後、肝臓の表面から肝臓内部に侵入します。このときに熱が出たり、おなかの痛みを感じたりすることがあります。この痛みは胆石発作の痛みと似ているといわれていますが、場合によっては無症状のこともあります。肝蛭は最終的に、肝臓の中の「胆管」と呼ばれる管の中で、成虫まで成長します。

図表3は、鹿の肝臓をたべた2週間後におなかが痛くなり、受診された患者さんの肝臓のCT写真です。肝臓の中には腫瘍のような塊がみられ、おなかの中に血が出ています。

おなかを開いて虫を見つけることは困難ですので、特殊な血液検査で診断します。この寄生虫に対する治療薬も国内にはないため、海外から輸入した薬で治療することになります。

図表3　肝蛭の患者さんの肝臓とその周囲の様子（CT画像）

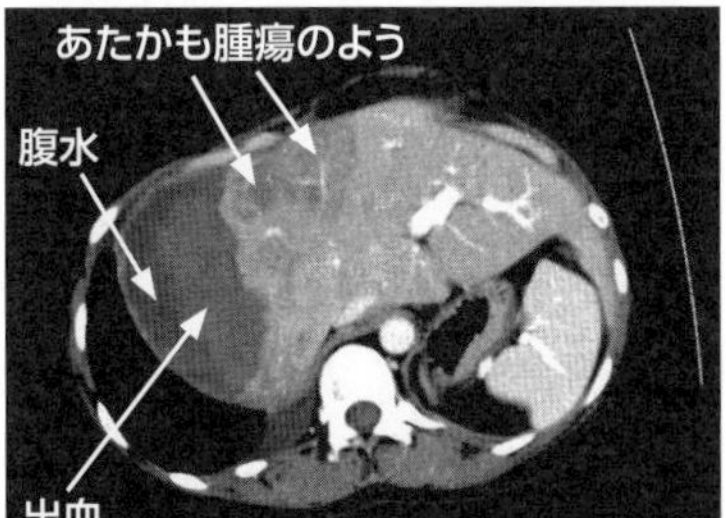

海外から持ち込まれる寄生虫

【マラリア】

マラリアはＨＩＶ／ＡＩＤＳ、結核と並ぶ世界三大感染症のひとつです。マラリア原虫を持った蚊（ハマダラカ）に刺されることによって発症する、発熱性の病気です。サハラ砂漠より南のアフリカや東南アジア、南アメリカなどの熱帯地域で流行がみられ、世界では年間２億人以上の方が感染し、40万人以上の方（多くはアフリカの子供たち）が亡くなっています。

日本では古くは〝おこり〟などと呼ばれ、平清盛や一休さんもマラリアにかかったようです。『源氏物語』の主人公・光源氏にも、〝おこり〟にかかる場面があり（「若紫」）、マラリアが当時日本でも一般的な病気であったことを物語っています。

衛生環境の整備により、第２次世界大戦以降、マラリアの国内発生はなくなりました。しかし、国境を超えた人の往来が増えるにしたがって、再び日本にも入ってくるようになりました。近年では年間50～60人の方が、熱帯地方からの帰国後に発症しています。

マラリア原虫は赤血球に感染しますので、血液を顕微鏡で観察して診断をします（図表４）。この10年の間に、３種類のマラリア治療薬が国内でも使えるようになっており、診断後はこれらの薬で治療を行います。しかし、重症者の治療薬として

図表4　赤血球に感染したマラリア原虫

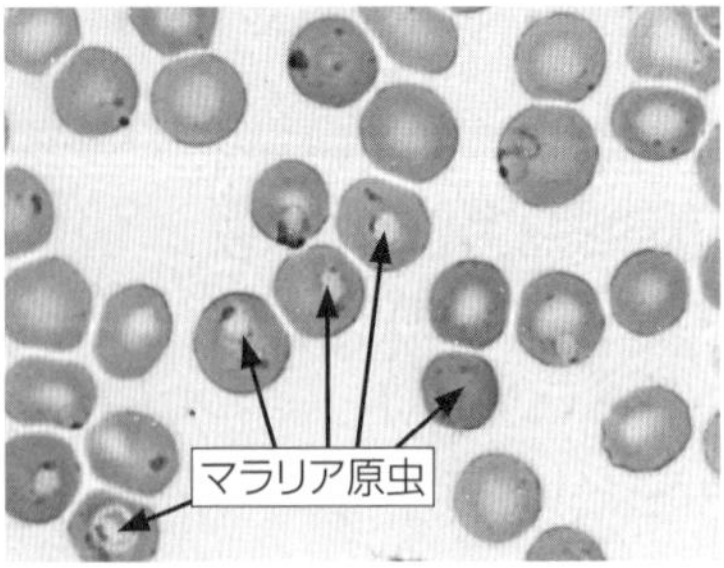

国際標準となっている「キニーネ」の注射薬はまだ保険診療で承認されていないため、国内で治療できる医療機関は限られています。

マラリアには、「熱帯熱マラリア」、「三日熱マラリア」、「四日熱マラリア」、「卵形マラリア」にくわえ、最近アジアで発見された「サルマラリア」の5種類が報告されています。三日熱マラリアは3日ごとに、四日熱マラリアは4日ごとに熱が出るといわれていますが、実際にはそのように規則的に熱が出ることは少なく、熱の出方だけで区別することは困難です。

マラリアの中でも「熱帯熱マラリア」はほかのマラリアと違って、発症後できるだけ早く治療を開始しなければ命に関わる感染症です。流行地からの帰国後に発熱した際には、すぐに医療機関を受診してください。

【赤痢アメーバ…?】

近くのスーパーに行くと、必ず野菜を取り扱っているコーナーがあります。野菜には国産のものだけでなく、海外から輸入された野菜もたくさん並んでいます。

大阪の大学の先生が、近所のいくつかのスーパーから533品目の輸入野菜を買ってきて、寄生虫について調べた研究があります。それによると、顕微鏡で見ただけでも、アメーバの卵、種々の線虫からダニまで、多くの寄生虫が観察されたようです。特に赤痢アメーバ原虫は、調査した野菜のうち約10%からその遺伝子が検出され、根菜類には特に多くみられるようです。

赤痢アメーバは主に大腸に感染し、発熱や腹痛とともに、イチゴゼリー状のねねばねばした便が出るという特徴があります。まれに肝臓に寄生することもあります。赤痢アメーバは、衛生的な先進国では性行為感染症のひとつとして知られていますが、感染元不明の赤痢アメーバも時々見かけます。その一部は、このような輸入野菜が原因かもしれません。

寄生虫症にならないために注意すること

野菜は火を通すか、あらかじめ流水で充分に洗ってから食べてください。イカやサバに寄生するアニサキスや、スーパーのブリに見かけるブリ条虫は、目に見えるぐらいの大きさがあります。火を通してから食べることをお勧めしますが、生で食べるときは寄生虫がいないか、目で確認してから口に入れ、よくかむようにしてください。

海外旅行にも注意が必要です。特に重要なことは、蚊に刺されないこと。熱帯地方へ出かけるときには、防虫剤を持参してください。暑い地方では、肌に塗った防虫剤が汗で流れやすいので、こまめに塗りなおしてください。そして、長そで長ズボンを着るなど、肌の露出を控えてください。蚊に刺されないようにすることは、マラリアの予防になるだけでなく、寄生虫ではないものの、同様に蚊に刺されることで感染する「デング熱」[※1]や「ジカ熱」[※2]の予防にもなります。

また海外では、池や湖などにも注意が必要です。「糞線虫」[※3]や「ビルハルツ住血吸虫」[※4]など、皮膚から体内に入ってくる寄生虫もいますので、なるべく素足で

※1　デング熱
デングウイルスを持っている蚊に刺されることで感染する、熱帯病のひとつ。高熱が出る。
世界では毎年4億人が感染し、2万人以上の死者が出ている。日本に生息するヒトスジシマカも、デングウイルスを運ぶことができる。２０１４年、日本に持ち込まれたウイルスが代々木公園を中心に拡散し、１６０名が感染した。

※2　ジカ熱
ジカウイルスの感染で発症する。デング熱と同様に、ヒトスジシマカがウイルスを運ぶことができる。症状は軽い発熱や発疹程度といわれているが、「ギランバレー症候群」という神経障害が数カ月単位の長期間にわたって出る場合や、妊婦が感染して小頭症など胎児の先天性障害の原因となる場合もある。

水につかることは控えてください。

病院を受診するとき

寄生虫かも？と疑って受診されるときには、いくつかお願いがあります。以下に記載する情報が、診断を下し、どのような検査を行うか、また治療をどうするかを検討するための、たいへんよい判断材料となりますので、ご教示いただくようにお願いします。

①どのような症状がどのくらい続いているか。
②急激な腹痛が起こった場合は、症状が出る2～3日前までに、慢性的な症状の場合は3カ月（場合によっては6カ月）前までに、生魚やジビエ料理など寄生虫がいそうな食事を摂っていなかったか。
③最近海外に行っていないか。出かけた場合、どこの国にどのくらい滞在し、どのような料理を食べたか。
④どんな便がでているか（おしりからひものようなものが出たときは、その便を持ってきてください）。

ご協力よろしくお願いします。

※3 糞線虫
日本ではほとんどが、南九州、奄美、沖縄から報告されている。下痢やおなかの張り、食欲低下の原因となる。治療薬であるイベルメクチンを開発した大村智博士は、2015年ノーベル医学生理学賞を受賞した。

※4 ビルハルツ住血吸虫
アフリカ全土、中近東、インド西部に分布する。成虫は膀胱（ぼうこう）の周囲の血管内に寄生し、そこで産卵するため、尿に血が混じったり、排尿時に痛みが出たりすることがある。汚染された池で一度水浴びしただけで、約40％の方が感染したという報告もあり、旅行者は特に注意が必要である。

より身近に、心に寄り添う精神科を目指して

名古屋市立大学医学部　臨床教授／八事病院　理事長・院長
水谷　浩明

精神科と聞いて、どんなイメージが浮かびますか？　知っていただきたいことはたくさんありますが、民間の精神科病院の医師として、特に大事と思うことや、精神科医療の今後の課題について書きます。

身近な心の問題を扱う精神科

新型コロナウイルスが感染拡大する中、「コロナうつ」という言葉から、精神科に関心を持った方もみえるかもしれません。「精神科」って時々聞くけど、よくわからない。自分とは関係ない所、もしかしたら怖い所と思う方もみえるかもしれませんね。

しかし、体調のバランスが少し崩れるとかぜをひくように、心もバランスが崩れるとかぜをひくことがあります。かぜをひけば、近所のかかりつけの内科にいくと思いますが、精神科の病院も同様に、心がかぜをひいたときに気軽にかかる

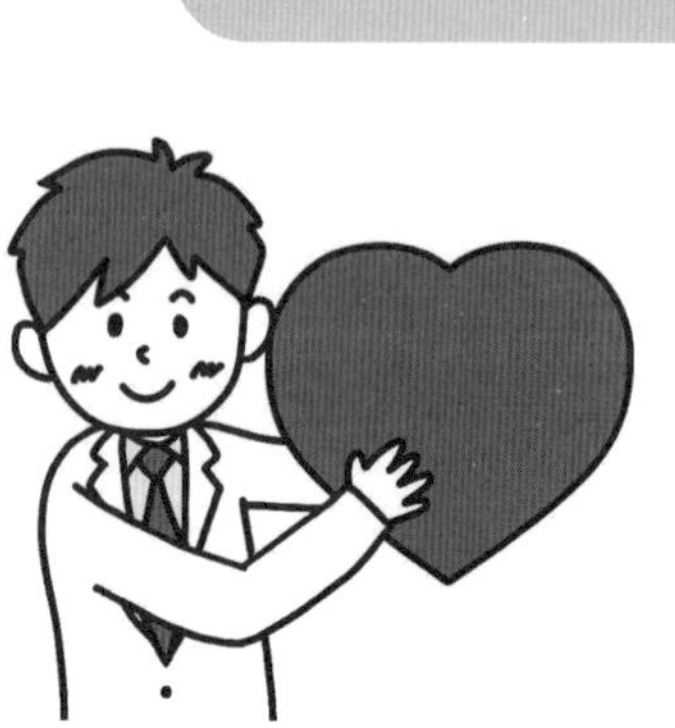

ものと考えていただければと思います。

たとえば、私が勤める名古屋市の八事病院では、以前は患者さんの大半が統合失調症でした。統合失調症は、幻覚や妄想が現れ、周りの人とコミュニケーションをとることが難しくなる病気です。100人に1人がかかる頻度の高い病気であり、生活習慣病と同じように早期発見や早期治療をすれば治りやすく、適切な治療を続ければ、かなりの方が日常生活に戻ることができます。

最近はストレス社会の影響もあり、うつ病や適応障がい[※1]の方々が急増しています。当院では、精神科救急[※2]とアルコール依存と認知症を、診療の3本柱としています。

実際、精神科の患者さんは増加傾向にあり、国内で400万人を超え、厚労省が「国民の健康を守るために、重点的に対応するべき」と定める5疾病のひとつ（ほかに、がん・脳卒中・急性心筋梗塞・糖尿病が挙げられます）に指定されています。

精神科に対する負のイメージ

眠れない、モヤモヤする、気持ちがスッキリしない…そんな悩みがあれば、気軽にかかっていただきたい精神科ですが、「薬漬けにされる」「長期間入院させられるかもしれない」「自身がコントロールできなくなった場合に、拘束されるのでは」と不安を抱いて二の足を踏んでしまうことがあるようです。

まず、精神科の治療は大きく「薬物療法」と「精神療法」の2つに分けられま

※1　適応障がい
日常のストレスをつらく感じ、意欲が低下したり、普段できていたことができなくなったり、うまく気持ちの切り替えができなかったり、疲れやすさを感じやすくなるなど、気持ちや行動に問題が出てしまうこと。この病気ではストレスの原因がはっきりしており、そのために著しい苦痛や機能の障害が生じるが、その原因が取り除かれれば症状がなくなるのが特徴。

※2　精神科救急
精神疾患によって自他への不利益が差し迫っている状況を「精神科救急状態」と定義する。このような状況にある当事者本人を「精神科救急ケース」、そのようなケースに対する介入活動を「精神科救急対応」もしくは「精神科救急サービス」、特に医療的な対応を「精神科救急医療」もしくは「精神科救急医療サービス」と総称する。

す。八事病院では、急性期（病気になり始めた時期）には薬物療法を行い、その後は心理教育※3に移行して、患者さんの一日でも早い社会復帰を目指しています。

抗うつ剤、抗不安薬、睡眠薬などの薬物を使用する薬物療法について、薬の副作用や依存性の観点などから、怖いイメージを抱かれる方も多いのですが、適切に使用すれば問題ありません。病気の改善に薬物の効果が大きく、たいへん重要である場合もあります。医薬品自体の昨今の進歩も大きく、高い効果がありながらも副作用が少ない薬がたくさん出てきています。医師だけでなく、薬剤師、栄養士、作業療法士、理学療法士などのコメディカル（病院職員）とともに診療にあたるチーム医療で取り組んでいますので、必要以上に怖がらないでいただきたいと、強調しておきます。

　身体拘束については、病院においても高齢者施設においても、基本的にはしないことが前提です。ただし、急性期の患者さんで、行動が抑えられず、ご自身や周りに危険が及ぶ可能性がある場合には、拘束をすることがあります。その場合には、拘束したままひとり放置するのではなく、必ずスタッフがつき添います。入院前に八事病院を見学された方の2／3は、病院の環境が想像していたよりも開放的だとおっしゃられています。

　そもそも医療者の側も、身体拘束や長期の入院を望んではいません。できれば、そのような対応が必要になるまで病気が進行してしまう前に、病院に来ていただきたいと願っています。

※3　軽症の場合は、薬物療法より心理教育を先に行うこともあります。

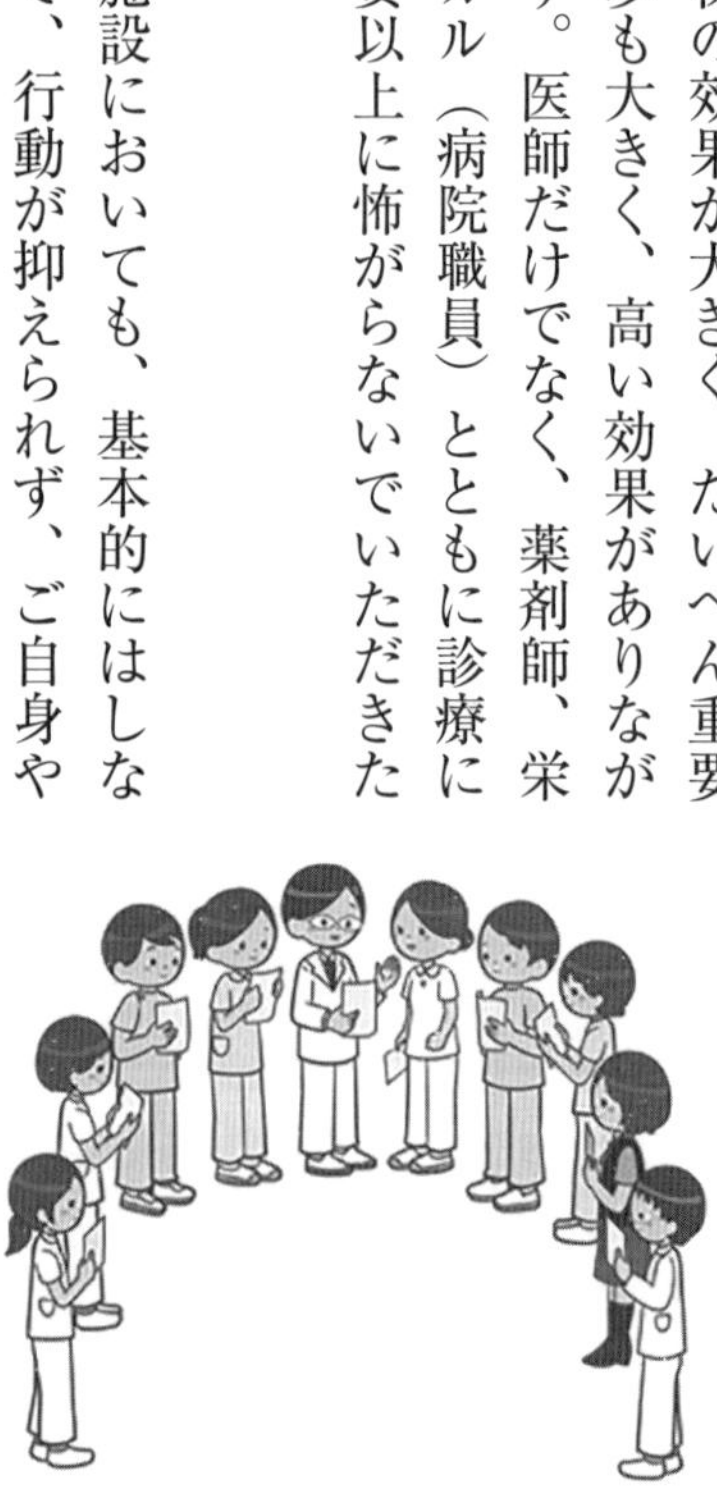

「気づき」を促す精神療法

治療のもうひとつの軸である精神療法には、１００以上のアプローチがあるといわれています。「認知行動療法」（現実の受け止め方やものの見方に働きかけ、心のストレスを軽くする治療法）や、「精神分析療法」（精神分析家とのやりとりの中で、患者に無意識的な部分も含めて自分自身を心の底から理解してもらい、とらわれから自由になり、生き生きとした心のゆとりを回復させる治療法）などの名前は、聞いたことがあるのではないでしょうか。

たとえば他者とコミュニケーションがうまくとれない場合、その原因に気づき、認識できるようになれば、他者との関係を改善することができます。適応障害などでは、自分がうまくできないのは会社のせいだと職場を一方的に責めて攻撃的な態度をとってしまったり、反対に自分自身を責めて自殺願望にさいなまれたり…という状況に陥りますが、問題を善悪など２つの軸（見方）だけで捉えるのではなく、３軸（第３の見方）から考えられるようになれば、歯車がうまく動き出すようになります。患者さんの心に向き合い、心の障壁となっている問題と向き合う、あるいは別の角度で捉えたり逃れたりするための、このような気づきを得てもらうのが、精神療法です。

日本の精神医学は、歴史的にドイツ精神医学を中心に導入され、薬物療法を中

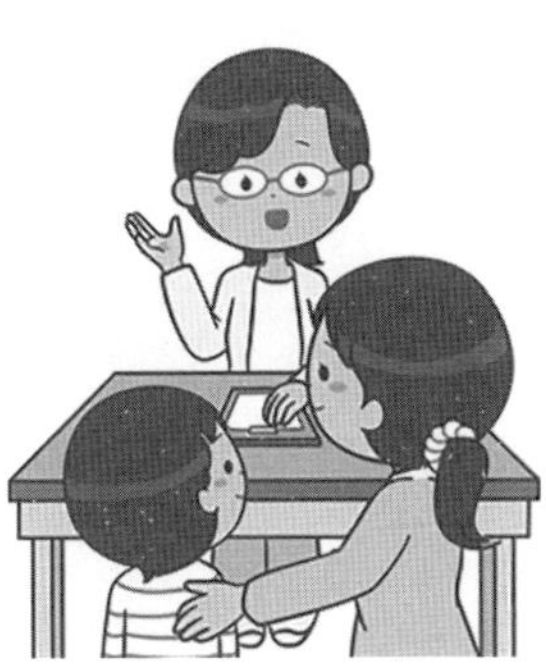

心とした治療法が強い傾向があり、精神療法がやや軽視されているように思われます。カウンセリングをはじめとする有効な治療が、海外では保険適応なのに日本では認められていない、ということが多々あります。

多職種が連携する海外の精神科治療

イギリスのある病院を見学に行った際、拘束が必要な患者さん1人に対し、4人の看護師が交代制で配置されていることに驚きました。海外の病院に行くと、ひとりの患者に対して日本の数倍のスタッフが配置され、ひとりあたりの治療にかける時間も長くとれていることに驚きます。

図表1は、スイスの精神病院で行われているさまざまなアプローチを表にまと

図表1　スイスの病院のアプローチ例

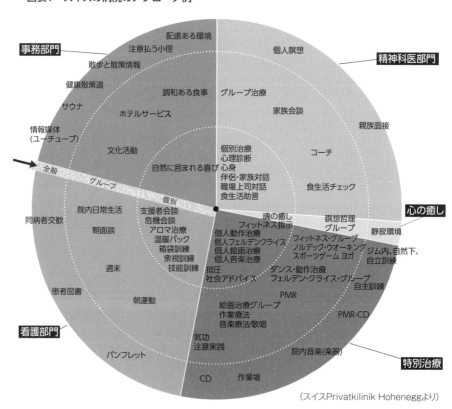

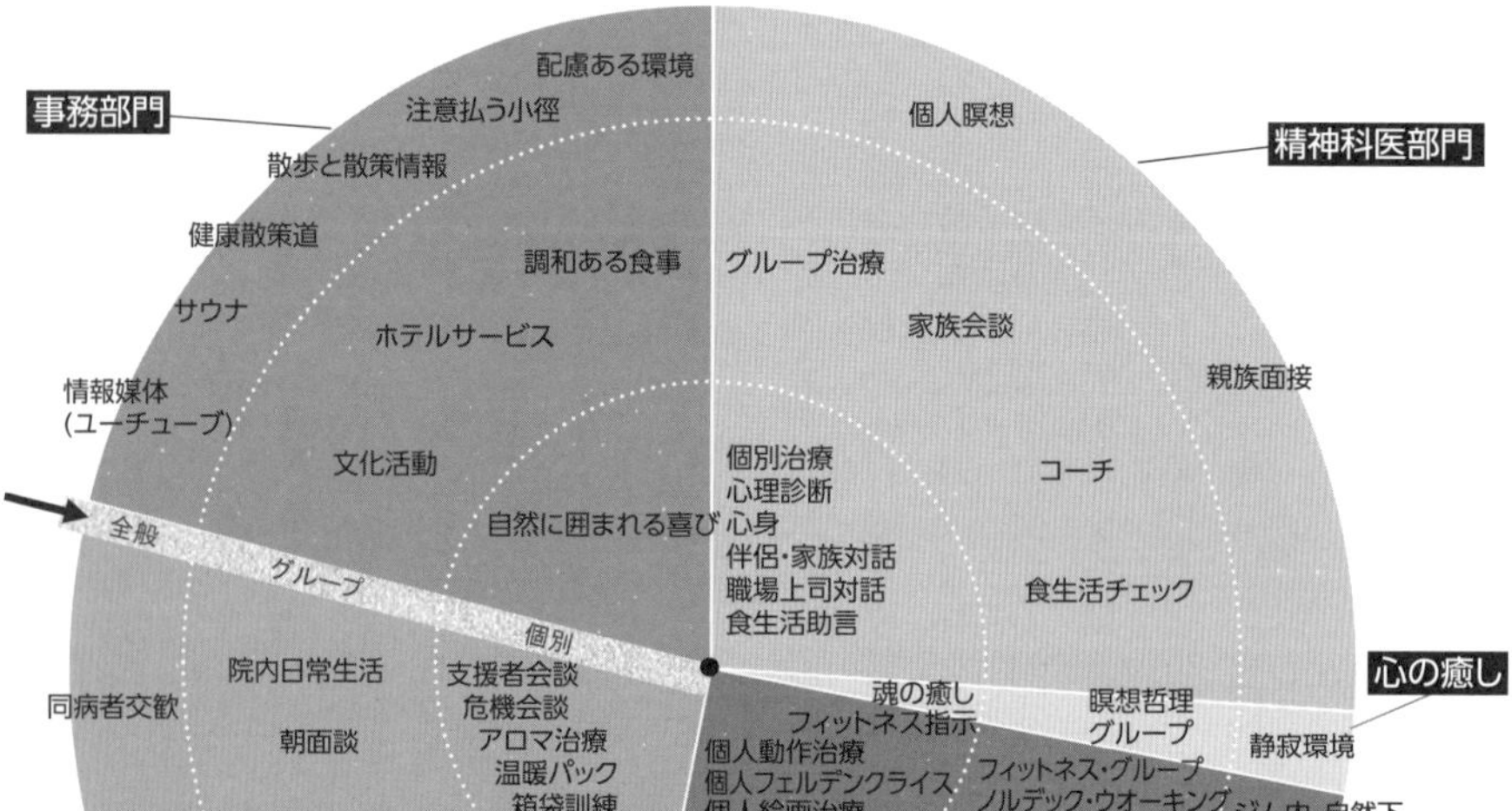

（スイスPrivatkilinik Hoheneggより）

めたものです。医師が行うアプローチは、円の右上の1／4の部分だけで、カウンセラーや看護師、事務スタッフなどほかのいろいろな職種のスタッフが連携して行う部分の比重の大きさがわかります。医学的なアプローチのほかに、教育モデルや、アート、運動、食事、アロマテラピー、自然豊かな環境に触れさせるなど、感性に働きかけるアプローチもバランスよく取り入れられており、それぞれの療法について、専門的なトレーニングを積んだ専門家がいます。入院時にこれらの中から数十の精神療法を提示し、患者さんと相談して治療法を決めていきます。

また、図表2は同じ病院で、入院中の治療のうち何が自分に最もよい効果をもたらしたと思うかを、164人の患者さんに回答してもらったものです。医師による治療以外の部分が大きく影響していることが、やはり見てとれます。

図表2　患者が評価した治療アプローチ

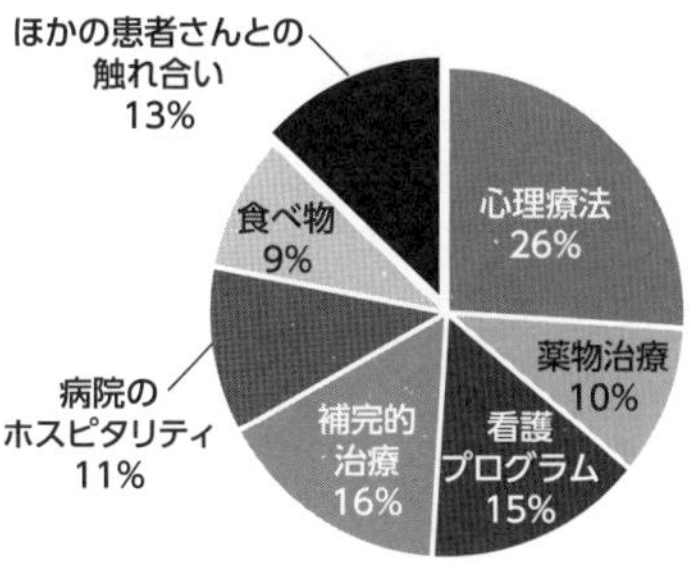

早期治療を阻む人手不足の問題

日本の病院は、このような海外の病院に比べて、マンパワーが圧倒的に不足しています。日本では、認知行動療法スーパーバイザー[※4]が44人（2021年4月1日現在）、日本精神分析学会認定精神療法医[※5]が117人（2019年11月1日現在）と、育成の面で遅れをとっています。公認心理師[※6]によるカウンセリングなどが保険診療に認められていないことも、育成を阻んでいると思われます。

専門性をもつ看護師が行える医療行為の、制限の大きさも問題です。海外の先進国では、以前は医師が行っていた治療行為で、看護師もできるようになったこ

※4　認知行動療法スーパーバイザー　スーパーバイザーとして認知行動療法師を指導するに必要な知識、技能等を有する者として、日本認知・行動療法学会が認定する資格。

※5　日本精神分析学会認定精神療法医　精神分析的精神療法・精神分析的心理療法の質の向上のために、標準的な研修を終えて、独立して精神分析的精神療法・精神分析的心理療法を行える者。

とが増えていますが、日本ではまだまだです。

最近、「特定行為研修制度」が作られ、２０２０年に10万人以上の診療看護師を養成することを目標としていましたが、結局20年にはやっと２６００人を超えただけでした。診療看護師になるためには、5年以上の看護師経験を経て、指定された大学院へ入ることが必要とされ、その大学院も全国に9校、各校の募集定員は10数名と、狭き門になっています。精神科病院の看護師では特に、看護系の大学院を卒業した看護師が少なく、大学院に行きたいと考えても就業補償がない、という問題もあります。

人員が拡充され、治療行為に複数の職種が関われるようになれば、治療期間は短くなり、再入院も受診回数も少なくなると期待されます。

病院だけでなく、精神的な悩みを抱える人の話を聞き、支援を行い、必要に応じて医療機関を紹介する精神科ソーシャルワーカー（精神保健福祉士）などが地域に拡充されることも重要です。高齢者の介護支援にあたるケアマネジャーはいますが、精神障がいに対応できるスタッフはまだまだ不足しています。

地域の中に、日常的に気軽に相談できる窓口が増え、早い段階での治療を促してくれるようになれば、重症化する前に入院でき、入院日数もぐっと短縮できると考えられます。

現在、地域医療計画で〝精神科病院の地域移行の推進〟がうたわれています。患者さんが病院で過ごすのではなく、地域で生活できるように支援するための体

※6　公認心理師
国家資格で認められた、心の問題を抱えている人やその周囲の人に対し、解決できるための相談、助言、援助を行う者。臨床心理士と、現在明確な差はない。病院や学校現場などで、あるいは医師からの依頼を受けて、必要な人へ心理的支援（アセスメントやカウンセリング、集団療法など）を行う。

現在は「小児特定疾患カウンセリング料」のみ、公認心理師のカウンセリングに対する保険点数が認められている。今後、保険診療内で活動の幅が広がることが理想。

※7　サイコオンコロジー
がん患者の心理や、患者をとりまく家族・職場・地域などの社会的因子が、症状や治療の経過に与える影響について研究する分野。

※8　緩和ケア
命を脅かす病気に直面している患者およびその家族のＱＯＬ（生活・人生の質）を改善するアプローチで、苦しみを予防したり和らげたりするために、痛みなどの身体的問題と心の問題の両面から治療を行う。

制整備が県単位で進められています。

分野を横断した研究が進む精神医学

精神科は医学のひとつの分野で、ほかの分野と同じく、病気について研究する「医学」と、患者さんを診る「医療」とに、他分野も複雑に組み合わさっています。

名市大の精神科では、全国的に見ても先進的な研究が行われており、取り扱われている分野は、精神療法・児童精神医学・老年精神医学・※7サイコオンコロジー・※8緩和ケア・※9精神薬理・※10地域精神医学グループと多岐にわたります。

医学部内だけでなく、工学部・理学部・法学部・経済学部、さらには企業などと連携して新しい治療法を開発している分野もあります。また、精神科では哲学・倫理学・文学なども含む人文系の学問の要素も必要とされています。分野を横断した研究に基づくさまざまな治療法が近年開発されており、保険医療としてはほんの一部しか認められていないものの、有効性は認められています。

特に教育の分野では、さまざまな研究が進んでいます。

※9　精神薬理
主に向精神薬の薬理作用について扱う学問分野。

※10　地域精神医学グループ
地域の体制を整えることで、症状の改善や再発予防を目指す活動。

図表3　精神科の国際比較

		日本	オーストラリア	フィンランド	ドイツ	フランス	カナダ	アメリカ
職員数(人口十万対)	精神科医	11.87	13.53	23.59	13.2	20.91	14.7	10.54
	児童精神科医	0.25	NA	0.38	2.76	284	NA	2
	精神看護師	83.81	90.58	51.97	NA	98.02	68.7	4.28
	心理学者	3.04	103.04	109.49	49.55	48.7	48.7	29.86
	ソーシャルワーカー	8.33	NA	2.75	NA	NA	145.4	60.34
	作業療法士	7.24	7.65	NA	56.43	1.39	3.7	40.76
	言語聴覚士	0.02	0.02	28.26	19.41	1.77	26.1	45.35

(Mental Health Atlas 2017)

たとえば発達障がいに対しては、一部のインターナショナルスクールで海外由来の教育プログラムが取り入れられ、幼少期からの子どもたちを対象に実践されています。また、一部の企業や教育機関で取り入れられているＭＢＴＩ（Myers-Briggs Type Indicator、マイヤーズ・ブリッグスタイプ指標）は、ユングの心理学的類型論をもとにした、回答者がその人自身の世界をどう認識し、物事の決定をしていくのかを測るもので、自分と他者との違いを捉え、多様性とのバランスをとるために非常に優れたものです。

昨今、新型コロナウイルス感染症で世界的に大変な事態となっていますが、これに伴い、一部の業態で、仕事のやり方の変化が激変するといわれています。変化に適応できず、精神的な不安を感じるようになり、適応障がいに陥る方も増えるかもしれません。生涯を通じてスキルの学び直しをする「リカレント教育」を取り入れるなどの対策が、今のうちから必要です。

精神科医療の今後

精神疾患では、日々の生活を営みながら社会復帰に向けて努力することが大切です。そのため、当院では、デイケア・デイナイトケア[※11]をはじめ、断酒の集いや家族教室を開催し、職員と患者さん、また、ご家族の方々と一緒になってこころの健康に取り組んでいます。さらには、認知症のＢＰＳＤ[※12]にも、今まで以上に取り組めるように準備を進めています。

※11 デイケア・デイナイトケア
精神科専門療法のひとつで、精神障がいのある方が、社会参加、社会復帰、復学、就労などを目的にさまざまなグループ活動を行う通所施設。

※12 BPSD
認知症に伴う行動・心理症状のこと。Behavioral and Psychological Symptoms of Dementia の略。

海外の病院にはまだ精神療法・環境面で及ばず、保険医療の中で制限がありますが、引き続き努力していきたいと思います。

外に目を向けてみると、最近は精神療法を行うアプリの開発（海外では、発達障害・認知行動療法・依存症などの治療に使えるアプリを、医療機関とゲーム開発会社が協働してつくっているような例もあります）などが進んでいます。ベンチャー企業で、精神科の治療プログラムを開発するところもいろいろ出てきました。海外では第４世代ＴＭＳ治療[※13]の新しいものが開発され、日本でも治験が始まると聞いています。

医療の世界の中でも、腸内環境を整えることで精神状態を改善しようという試みや、ファンクションＭＲＩで脳の機能を調べ、それに適した治療を行なおうという試み、個人の遺伝情報にあわせたプレシジョン・メディシンによる投薬など、今後治療の選択肢が大きく広がると予想されます。

読者の皆さんには、この記事をきっかけに精神科について関心をお持ちいただければと思います。

※13　ＴＭＳ治療
経頭蓋磁気刺激治療（Repetitive Transcranial Magnetic Stimulation）の略で、直訳すると（くり返しの - 頭蓋を経た - 磁気の - 刺激）。くり返し頭蓋から磁気で刺激を送る治療のこと。うつ病で、薬剤では効果がなかった人にも効果が出ている。

免疫のコントロールでさまざまな病気に立ち向かう

医学研究科免疫学　教授　山崎　小百合

免疫は文字通り、疫病から免れるために生体に備わっている防御システムで、新型コロナウイルスのパンデミックに見舞われている今、重要性が改めて認識されています。免疫の研究の流れと、最新事情についてお話しします。

2種の細胞を制御して、免疫を自在にコントロールする

わたしはこれまで、「制御性T細胞」を中心に、「樹状細胞」との相互作用に関する研究に携わってきました。

樹状細胞は、米国のラルフ・シュタインマン教授により発見され、シュタインマン教授はその功績により、2011年にノーベル医学賞を受賞しました。制御性T細胞は、大阪大学・坂口志文教授により発見され、こちらもノーベル賞の有力候補として、毎年ニュースで話題になっています。いずれも〝免疫系の司令塔〟といわれる、たいへん重要な免疫担当細胞です。

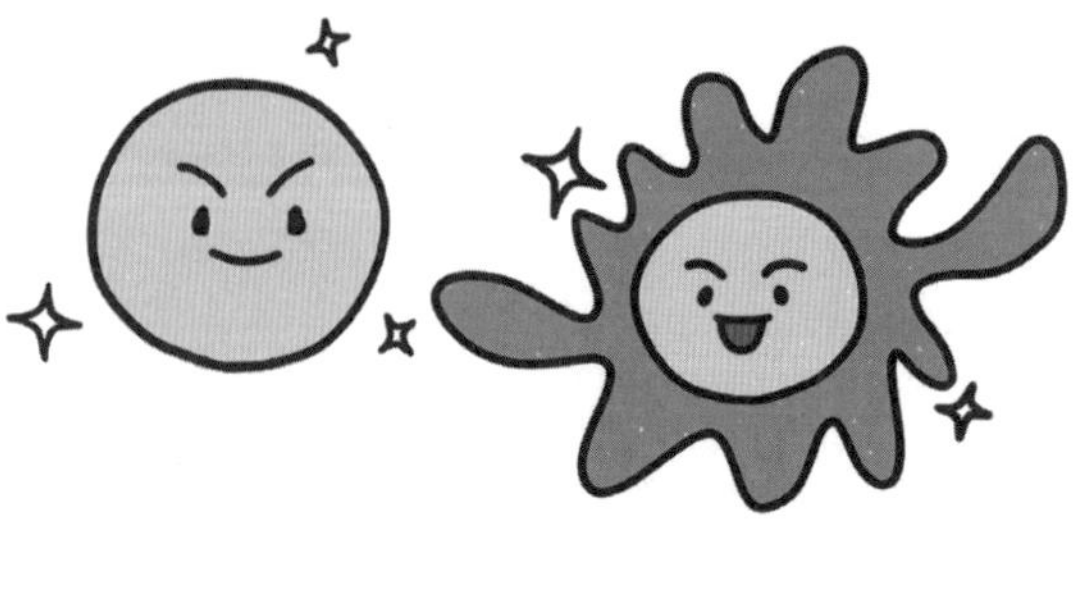

制御性T細胞と樹状細胞はどのように発見され、免疫反応の中で、どのような役割を果たしているのでしょうか? これらの研究のはじまりから、現在わたしたちが行っている研究についてまで、お話ししたいと思います。

体を守る重要な免疫系

100年に一度のパンデミックが起きている今、免疫が生体にとって欠かせないシステムである、ということが改めて認識されています。読者の皆さんの周りには、ウイルス、細菌、真菌など、目に見えない多くの病原体が存在しています。非常に多くの病原体に囲まれながらも健康に日常生活を送ることができるのは、皆さんご自身の免疫系が常に病原体を検知し、体を守っているからです。

たとえば幼少時に麻疹(はしか)に感染すれば、通常はその後一生麻疹にはなりません。これは免疫系のおかげです。免疫系がうまく働かないと、重篤な感染症を起こしたり、同じ感染症をくり返したりしてしまいます。

免疫系には、「自然免疫系」と「獲得(適応)免疫系」の2つの防御システムがあります。

自然免疫系は、体内に侵入した病原体に対して、早期に起こる防御システムで、マクロファージ、好中球、ナチュラルキラー(NK)細胞などの免疫担当細胞が担う非特異的な応答です。これらの細胞は異物や病原体などを見つけて取り込み

（食作用）、分解したり、殺傷したりし、サイトカイン[※1]やケモカインも放出したりします。さらに、獲得免疫応答に対してもその調節を行うなど非常に重要な役割を果たしています。（図表1）。

獲得免疫系は、同じ病原体が2度目に侵入した際に強い免疫反応を起こす、〝メモリー（免疫記憶）〟をつくります。この自然免疫系と獲得免疫系をつなぐ役割を担っているのが、樹状細胞です。樹状細胞が「T細胞」に病原体の情報を伝えることで、さまざまな特異的な免疫応答が開始します。

具体的には、自然免疫の能力も備えている樹状細胞は、異物や病原体などの侵入者を取り込み、取り込んだものの断片（抗原）を、「主要組織適合性複合体（MHC）」という自分自身を示す標識のような分子の上に乗せ、細胞の表面に提示（抗原提示）することができます。すると、この抗原を認識できるT細胞レセプター[※2]（TCR）をもつ「ヘルパーT細胞」や「キラーT細胞」が活性化し、増殖します。

増殖したヘルパーT細胞は、「B細胞」を活性化させ、活性化したB細胞は抗体（侵入者を排除するためのタンパク質）をつくり、侵入者を排除します。また、ヘルパーT細胞は全身のマクロファージも活性化して、侵入者の排除をパワーアップさせます。増殖したキラーT細胞は、同じ病原体に感染した細胞を見つけ出して破壊します。

図表1

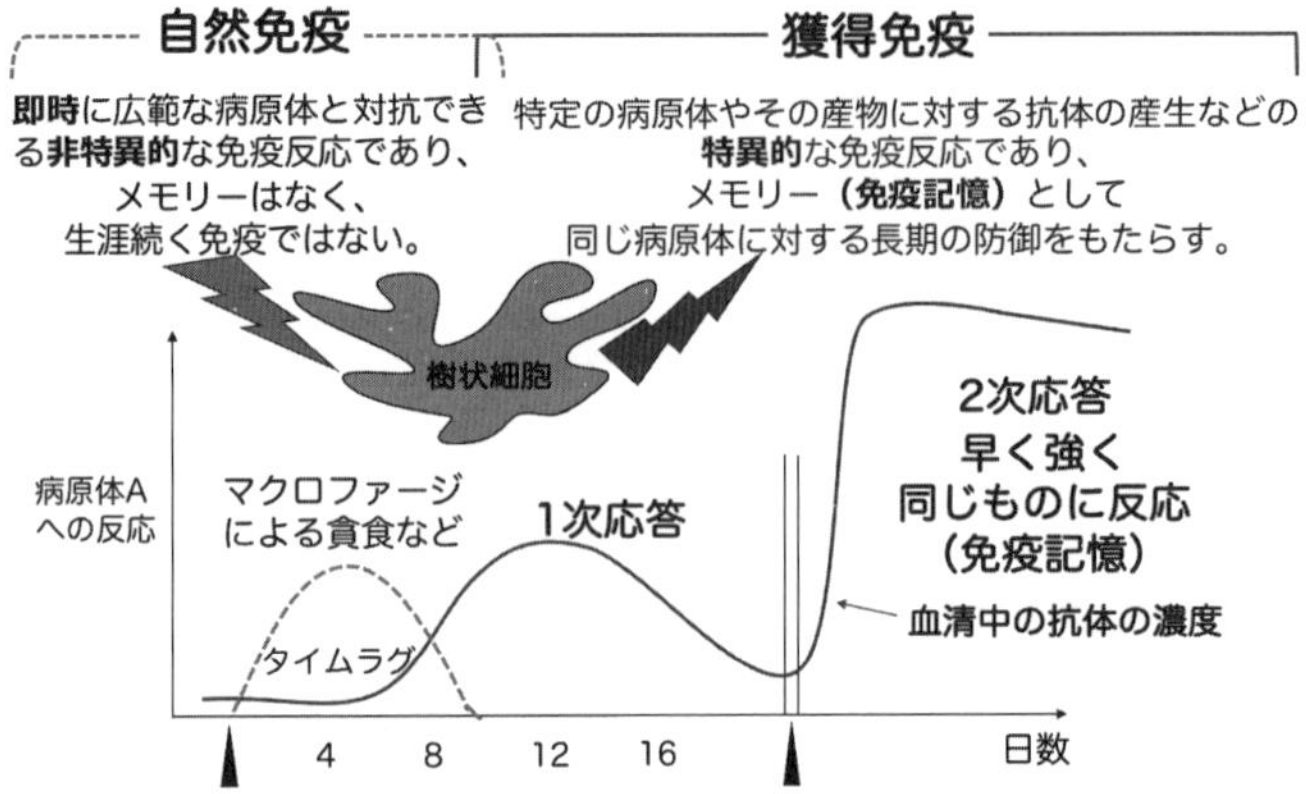
自然免疫
獲得免疫
即時に広範な病原体と対抗できる非特異的な免疫反応であり、メモリーはなく、生涯続く免疫ではない。
特定の病原体やその産物に対する抗体の産生などの特異的な免疫反応であり、メモリー（免疫記憶）として同じ病原体に対する長期の防御をもたらす。
樹状細胞
2次応答
早く強く
同じものに反応
（免疫記憶）
病原体Aへの反応
マクロファージによる貪食など
1次応答
血清中の抗体の濃度
タイムラグ
4
8
12
16
日数

シュタインマン博士による樹状細胞の発見

樹状細胞を1973年に初めて発見したのは、当時はまだ米国ロックフェラー大学の博士研究員であったラルフ・シュタインマン教授と、ザンビル・コーン教授です。ニューヨーク州マンハッタン島のイーストリバー沿いにたたずむロックフェラー大学には、ノーベル賞受賞研究者がこれまでに26人も在籍しており、野口英世の米国での研究拠点として日本人にもよく知られています（イーストリバーに面した図書館には、野口英世の銅像も据えられています）。

マクロファージの研究で著名なコーン教授の研究室で研究に従事していたシュタインマン博士は、ある日、電子顕微鏡で観察していたマウスの脾臓《ひぞう》に、普通のマクロファージとは違った形態の細胞を発見しました。木の枝のような形をした突起を延ばすこの細胞は、後にギリシャ語の樹枝を意味する〝dendron〟から、「樹状細胞dendritic cell」と名づけられました。

当時は、全身に存在するマクロファージこそが抗原提示をする細胞だと考えられており、樹状細胞の優位性についてはすぐには受け入れられませんでした。しかし、シュタインマン博士らはあきらめずに研究を続け、15年ほどかけて、樹状細胞が移植抗原（臓器などの移植の際に認識される抗原）に対する反応や、キラーT細胞の誘導にとりわけ優れていることを示しました。

※1　サイトカインとケモカイン
サイトカインやケモカインはともに細胞から産生される生理活性を持つタンパク質。

　サイトカインは、周りの細胞の機能を増強したり、抑制したり、液性免疫と細胞性免疫のバランスを調節する。ケモカインはサイトカインの一種で、細胞を呼び寄せる機能がある。コロナウイルス感染で注目されている〝インターフェロン〟もサイトカインの一種で、ウイルスを排除したり、ウイルスの増殖を抑える働きがある。

※2　T細胞レセプター（TCR）
樹状細胞による抗原提示をT細胞が認識する部位のこと。

　T細胞は抗原ならばなんでも認識できるというわけではなく、ひとつのT細胞は1種類のTCRをもち、1種類の抗原のみを認識する。このことをT細胞の「抗原特異性」という。

　どのような病原体が来ても対応できるよう、身体の中には約10の18乗ともいわれる膨大な種類のTCRをもち得るT細胞があらかじめ用意されており、このことをT細胞の「多様性」という。

シュタインマン教授とともに樹状細胞の研究に携わった日本人研究者

シュタインマン教授と30年近くにわたり、共同研究を行っていた日本人研究者がいます。京都大学の稲葉カヨ教授です。

稲葉教授が渡米したのは、1982年のことでした。同教授はシュタインマン教授とともに、樹状細胞のみが、一度も抗原と出会ったことがなく活性化されたことのない（ナイーブ）T細胞を活性化すること、そして活性化されたT細胞はその抗原だけに対抗できるB細胞（抗原特異的B細胞）の増殖を促し、抗体産生を誘導することを示しました。また、いったん活性化されたT細胞は、MHC[※3]クラスⅡ分子を発現するいずれの細胞によっても再活性化されること、T細胞を活性化する際に、樹状細胞と、樹状細胞が提示した抗原を認識できるT細胞とが密に集まって、細胞の塊を形成することなども示しました。

80年代半ばには、皮膚にある樹状細胞「表皮ランゲルハンス細胞（LC）」が、皮膚から採取した直後から培養の間に形態を変え、細胞表面のMHCクラスⅡ分子の発現が増えて、T細胞を活性化する能力が上昇することを突き止めました。これにより、樹状細胞が「成熟」[※4]する、という概念が加わりました。

※3　MHC分子の役割

抗原をT細胞に認識させ、免疫を誘導するために必要なMHC分子には、クラスⅡとクラスⅠの2種類がある。ヘルパーT細胞が認識するのがクラスⅡで、キラーT細胞が認識するのがクラスⅠ。

クラスⅠは赤血球以外のすべての細胞がもっており、ウイルスなどに感染した細胞は、MHCクラスⅠを用いてウイルスの断片を提示し、感染が起きたことを活性化したキラーT細胞に知らせる。すると、キラーT細胞がこの感染した細胞を破壊する。

クラスⅡは、樹状細胞、マクロファージ、B細胞がもつもので、ヘルパーT細胞に異物の侵入を知らせ、マクロファージやB細胞の免疫応答をパワーアップさせる。

※4　成熟 Maturation

樹状細胞は、感染や炎症がない状態では「未熟」樹状細胞と呼ばれ、抗原の侵入に備えて高い貪食能（異物を消化、分解する能力）をもっている。

感染で病原体や異物などの抗原を取り込み、細胞内にあったMHCに抗原に由来するペプチドを結合して細胞表面に出すと、抗原提示の能力があがる一方で、貪食能は低下する。このようにT細胞への抗原提示能が強くなった樹状細胞のことを「成熟」樹状細胞と呼ぶ。

成熟には、病原体由来の物質や、自然免疫系で放出されるサイトカインなどが関わっている。

病原体などの感染症から皆さんの身体を守っている免疫ですが、時にその反応が過剰に働き過ぎたり、自分の身体の一部を異物とみなして攻撃したりして、自己免疫疾患という病気を引き起こすことがあります。それを防ぐのが、「自己寛容」です。[※5]副刺激分子の発現が低いままの、未熟な状態の樹状細胞から微弱なシグナルを受け取ったT細胞は、活性化されないまま、不応答または[※6]自己寛容の状態になります。樹状細胞の機能は、とても複雑で高度です。

　1991～95年にわたしが東京医科歯科大皮膚科で大学院生としてLCの研究をしていた頃には、樹状細胞は〝プロフェッショナルな抗原提示細胞〟として認知され、免疫学のトップクラスの科学誌に多くの論文が発表されていました。シュタインマン教授と稲葉教授の連名で発表された論文を、図書館で探してよく読んでいたことを思い出します。

　稲葉教授は92年に、「GM－CSF（好中球－マクロファージコロニー刺激因子）」と称されるサイトカインと一緒にマウスの骨髄細胞を培養し、そこから樹状細胞をつくることに成功。この発表以後、樹状細胞を誘導する実験が世界で行われるようになりました。わたしも01年から8年間、シュタインマン教授の研究室に在籍し、この手法を用いて樹状細胞を誘導することで、「制御性T細胞が樹状細胞による抗原提示で増殖する」という発見ができました。

図表2

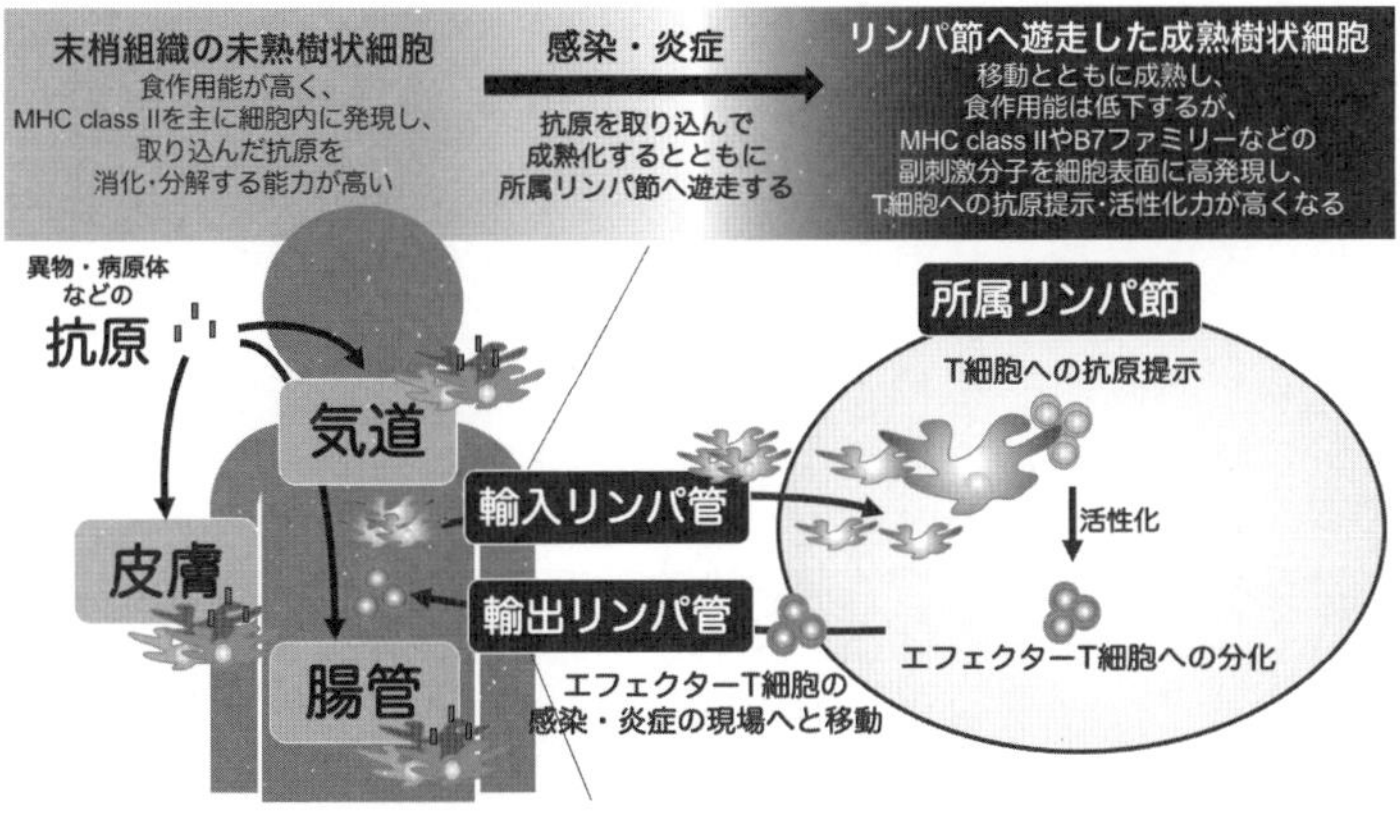
末梢組織の未熟樹状細胞
食作用能が高く、
MHC class IIを主に細胞内に発現し、
取り込んだ抗原を
消化・分解する能力が高い
感染・炎症
抗原を取り込んで
成熟化するとともに
所属リンパ節へ遊走する
リンパ節へ遊走した成熟樹状細胞
移動とともに成熟し、
食作用能は低下するが、
MHC class IIやB7ファミリーなどの
副刺激分子を細胞表面に高発現し、
T細胞への抗原提示・活性化力が高くなる
異物・病原体
などの
抗原
気道
皮膚
腸管
輸入リンパ管
輸出リンパ管
所属リンパ節
T細胞への抗原提示
活性化
エフェクターT細胞への分化
エフェクターT細胞の
感染・炎症の現場へと移動

坂口志文教授による制御性T細胞の発見

「制御性T細胞」と呼ばれる細胞も、自己寛容に関わっています。制御性T細胞は、マウスやヒトの血液やリンパ組織中にある「CD4陽性リンパ球」[※7]の約5～10％を占めています。

制御性T細胞は、副刺激分子として「CTLA－4（CD152）」という分子を常時出しています。この制御性T細胞がもつCTLA－4は、T細胞がもつCD28よりも、樹状細胞のもつCD86と強く結合します。つまり制御性T細胞は、T細胞より先に樹状細胞と結合してしまうことで、T細胞への刺激をなくし、免疫応答を抑えるのです。さらに、制御性T細胞が成熟過程の樹状細胞と結合し、樹状細胞のCD86の発現上昇を抑えて成熟を抑制することがあることも明らかになっています。免疫応答を抑えるように働く細胞、それが制御性T細胞です。

制御性T細胞を発見したのが、坂口志文先生です。生後間もないマウスの胸腺を摘出すると、胃炎や卵巣炎などの自己免疫疾患が発症しますが、坂口先生は76年に京都大学医学部を卒業した後、愛知県がんセンター研究所で、このメカニズムについて研究を始めました。その後、米国の名門ジョン・ホプキンス大学やスタンフォード大学、スクリプス研究所に移動されましたが、この研究を一筋に継続。95年に帰国した後、マウスの自己免疫疾患を抑制しているのが、CD25を発

※5 副刺激分子
樹状細胞がT細胞に情報を伝えるには、抗原提示だけでなく、それをサポートする分子が必要であり、B7ファミリー（CD80、CD86）と呼ばれるこれらの分子を「副刺激分子」という。抗原提示と併せて、成熟した樹状細胞上に副刺激分子が発現し、T細胞上のCD28という分子と結合することで、T細胞は活性化される。

※6 未熟な樹状細胞は、自己抗原（自分自身の体の成分）を取り込んでも通常は成熟せず、副刺激分子は発現が低い。この場合、T細胞が受け取るのは、樹状細胞からの抗原刺激のみで、活性化されない。この状態をT細胞の「不応答化（アナジー）」と呼ぶ。

※7 CDとは、分化抗原群（cluster of differentiation、同じ抗原を認識する抗体のグループ）の略語で、現在までに371種が知られている。CD4陽性T細胞とは、4番目のCDを発現するT細胞、という意味。ヘルパーT細胞はCD4陽性、キラーT細胞はCD8陽性。

現している制御性T細胞「CD25陽性CD４陽性T細胞」だということを報告しました。

当時は、この発見は世界の研究者たちになかなか受け入れられませんでした。しかし、米国国立衛生研究所からも同様の報告がなされ、制御性T細胞の存在はやがて世界に認められるようになりました。

この頃、わたしは東京医科歯科大学の関連病院で、皮膚科医として経験を積みながら、患者自身に備わっている免疫をうまく利用して重篤感染を防ぐ方法がないかと、基礎研究にも興味を抱いていました。ちょうどそのとき、東京医科歯科大に皮膚科医として在籍されていた坂口先生の奥様の教子先生（名市大医学部出身、元・名市大学長柴田清人先生のご息女）が、CD25陽性CD４陽性T細胞の発見について教えてくださり、これはとても素晴らしい、先駆けの発見だと感銘を受け、98年に坂口先生の研究室の門戸を叩きました。

制御性T細胞はがんに対する免疫反応も抑制する

坂口研では、CD25陽性CD４陽性制御性T細胞が、自己免疫のみでなく、がんに対する免疫反応も抑制している、という研究に参加させていただきました。今では、制御性T細胞が腫瘍への免疫を抑制しているということは教科書にも書かれるようになりましたが、当時は未知の領域でした。

この研究からは、制御性T細胞を減らせば、腫瘍に対する免疫を働かせられる

【科学史に残る大切な発見は、再現性が高い】

基礎のトレーニングを積んでいない状態で坂口研に入りましたが、慣れない手つきでCD25陽性CD４陽性T細胞の実験を行っても、その抑制能力はすぐに確かに再現できました。これにはたいへん感銘を受けました。

シュタインマン教授の研究室で樹状細胞の誘導を行った際も、すぐに確かな再現ができました。科学史に残る大切な発見は、いつ、どこで、だれが行っても確実に容易に再現できるものなのです。

坂口先生は、今日に至るまで約40年間、シュタインマン教授もノーベル賞受賞に至るまで38年間、樹状細胞ひと筋の研究をされていました。科学史に残るような大きな発見は、最初はすぐには世界に受け入れられないのかもしれませんが、そのような状況の中でも、自身の発見を信じ、継続して追求するというスタイルは、ノーベル賞級の研究者のたいへん素晴らしい、非凡なところだと思います。

ようになる、ということがわかりました。また、制御性Ｔ細胞の抑制機能を解除する「新規分子グルココルチコイド誘導性ＴＮＦレセプターファミリー関連遺伝子（ＧＩＴＲ）」の機能も明らかにすることができ、実験をするたびに新しい発見の毎日でした。今では、制御性Ｔ細胞は自己免疫のみならず、腫瘍や移植片に対する免疫、アレルギー、感染に対する免疫、炎症など、さまざまな免疫反応を抑制することがわかっています（図表3）。

制御性T細胞と樹状細胞の新しい相互関係

シュタインマン教授もＣＤ25陽性ＣＤ４陽性制御性Ｔ細胞に興味を抱かれ、坂口先生にポストドクターの派遣を要請し、わたしが行くことになりました。大学院時代にシュタインマン教授の論文を教科書のように読んでいたわたしにとって、たいへんありがたい機会でした。それまで、制御性Ｔ細胞は増殖しにくいため、アレルギーや自己免疫疾患の治療に用いることは難しいとされていましたが、研究の結果、樹状細胞が抗原を提示することで、制御性Ｔ細胞が増えることを見出すことができました。樹状細胞が制御性Ｔ細胞の増殖に重要であることは、ほかの多くの論文でも再現され、今では常識となっています。

名市大ではさらに、制御性Ｔ細胞と樹状細胞の新しい相互関係を見つけることができました（図表4）。名市大皮膚科・森田教授は乾癬《かんせん》などの皮膚免疫疾患に対す

図表3

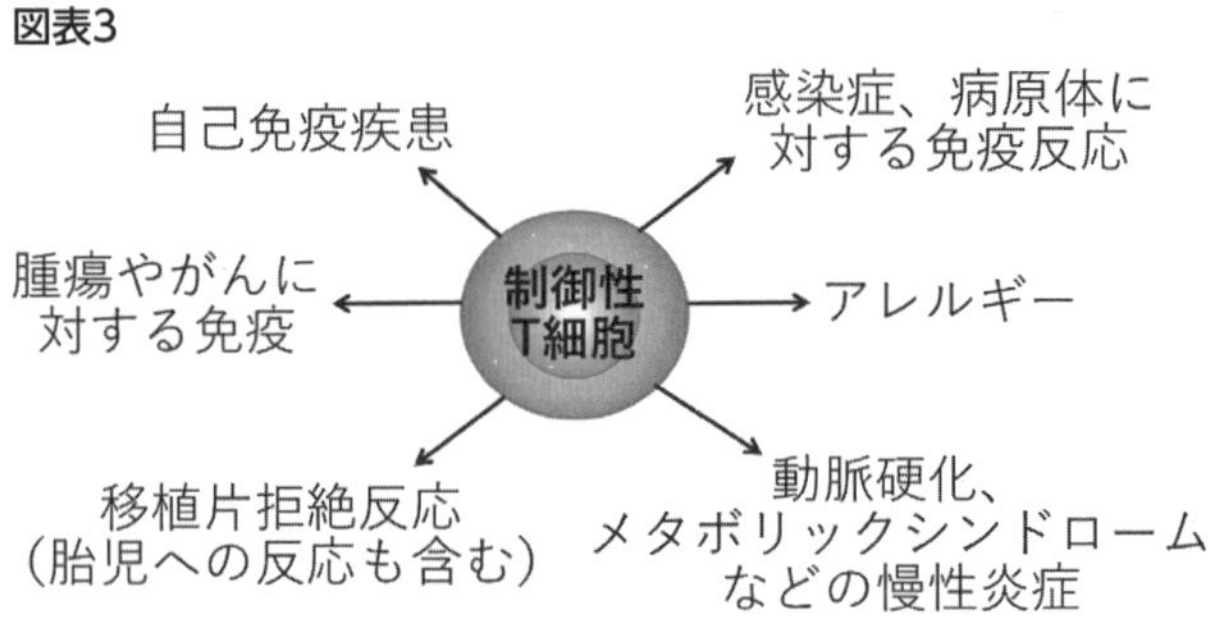

る光線療法の世界的な権威で、わたしのシュタインマン研での研究に興味を持ち、03年の国際学会の頃からお声をかけてくださいました。わたしは12年より森田教授のもと准教授としてお世話になり、その2年後から免疫学の教室を担当させていただいています。

名市大病院皮膚科では、多くの患者さんに紫外線による治療を行っています。紫外線を照射した皮膚では、真皮の局所において、制御性T細胞が樹状細胞と相互作用を行い、増えていることがわかりました。また、このようにして紫外線で増えた制御性T細胞は、「プロエンケファリン」という内因性オピオイド※8などを産生し、傷の治癒を促進する働きをもつこともわかりました。これらの結果は、20年9月の中日新聞でも報道されています。これらは、坂口先生、森田先生との共同研究のお力添えによるものです。

医学の進歩に基礎研究ができること

シュタインマン教授は、07年4月に膵臓がんの診断を受けました。手術と化学療法に加え、ご自身の樹状細胞を使ったがん免疫療法をされたことは、教授のノーベル賞受賞後に日本でも広く報道されました。

がんが見つかった際は、闘う強い意志を前向きに、包み隠さず研究室のメンバー全員に伝えてくださいました。私が2年後に帰国した後も、

図表4

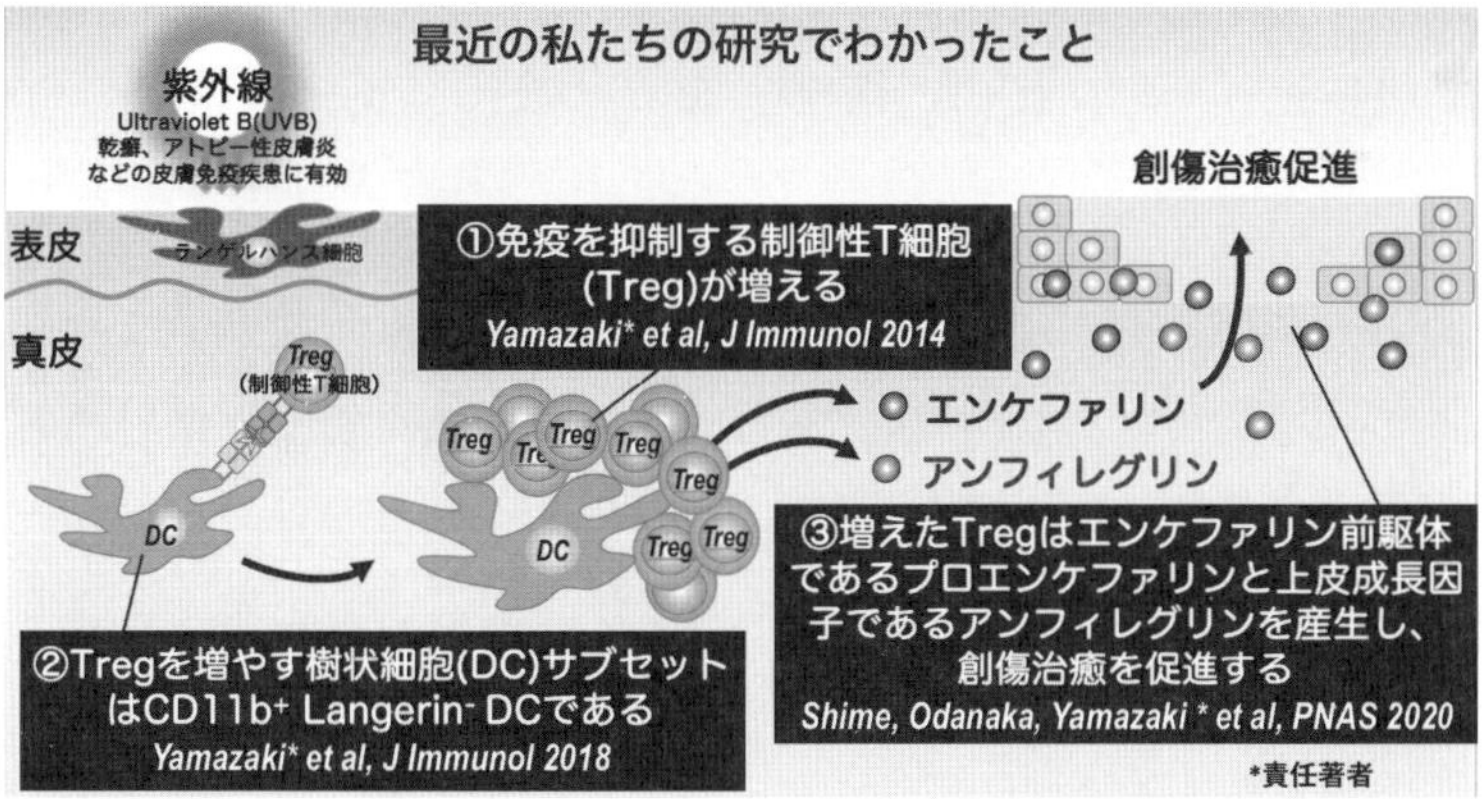

最近の私たちの研究でわかったこと
紫外線
Ultraviolet B(UVB)
乾癬、アトピー性皮膚炎
などの皮膚免疫疾患に有効
表皮
ランゲルハンス細胞
真皮
Treg
(制御性T細胞)
DC
創傷治癒促進
①免疫を抑制する制御性T細胞
(Treg)が増える
Yamazaki* et al, J Immunol 2014
エンケファリン
アンフィレグリン
③増えたTregはエンケファリン前駆体
であるプロエンケファリンと上皮成長因
子であるアンフィレグリンを産生し、
創傷治癒を促進する
Shime, Odanaka, Yamazaki * et al, PNAS 2020
②Tregを増やす樹状細胞(DC)サブセット
はCD11b+ Langerin- DCである
Yamazaki* et al, J Immunol 2018
*責任著者

闘病中にもかかわらず私を気遣って、翌年7月に日本を訪問してくださいました。たいへん部下思いのお優しい先生でした。

　ご自身が膵臓がんと闘病される数年前から、シュタインマン教授は、新しい治療法への貢献を目指されていました。とくに晩年は、エイズの原因ウイルスであるHIVなどの感染症やがんを標的に、その抗原を樹状細胞に発現する「DEC—205」という[※9]C型レクチン受容体に対する抗体に結合させて投与することで、感染症やがんに対する特異的な免疫反応の誘導をする研究に力を入れられていました。

　もしシュタインマン教授が現在ご存命であれば、新型コロナウイルスの抗原を抗DEC—205抗体に結合させて、新型コロナウイルスのワクチン開発を率先して行っていらしたであろうと、容易にその姿が想像できます。膵臓がんの手術から4年半後、ノーベル賞受賞発表の3日前に亡くなられましたが、そこに至るまで活発に研究活動を続けることができたのは、樹状細胞がもたらしたもの、とわたしは考えています。

　シュタインマン教授が自ら示して下さったように、基礎研究の成果で医学の進歩に少しでも役立つことができればと考え、シュタインマン研で始めた樹状細胞による制御性T細胞の増殖誘導の研究を発展させ、今日も名市大で継続しています。今後もこの研究を推進し、パンデミックで大変になっている世界に少しでも

※8　モルヒネに類似した作用を示す物質「エンケファリン」はオピオイドの一種で、主に中枢および末梢神経系で合成、分泌されるといわれている。
　名市大免疫学分野では、紫外線を当てた皮膚で、免疫細胞である制御性T細胞が、エンケファリンの元になる「プロエンケファリン」をつくり出し、傷の治りを早める役割を担っていることを明らかにした。

※9　カルシウム依存性の糖鎖結合活性を示すタンパクの一種。

貢献できる研究をできれば、と考えています。基礎研究は厳しく、地味であるため回避されがちですが、本稿を読んで基礎研究に興味を持ってくれる若者がひとりでも増えてくれればたいへんうれしく思います。

本稿の執筆に際し、大阪大学特別教授坂口志文先生、坂口教子先生、前京都大学理事・副学長稲葉カヨ先生、本学医学研究科加齢・環境皮膚科学教授森田明理先生のお力添えにこの場を借りて感謝を申し上げます。当教室技師小田中瑞夕博士の図の作成をはじめとする補助にも深謝いたします。

ゲノム編集技術が変えるわたしたちの未来

医学研究科病態モデル医学　教授　大石 久史

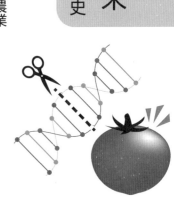

ＤＮＡの狙った部分だけを正確に操作する「ゲノム編集技術」は、医療や農業に大きな変化をもたらすことが期待されます。急速に進展を遂げているこの技術について、解説します。

ノーベル賞を受賞したゲノム編集技術

２０２０年のノーベル化学賞は、「ゲノム編集手法の開発」に対して、ドイツ・マックスプランク感染生物学研究所の[※1]エマニュエル・シャルパンティエ博士と、米国カリフォルニア大学バークレー校のジェニファー・ダウドナ博士に授与されました。12年に彼女たちが開発した「ＣＲＩＳＰＲ／Ｃａｓ９（クリスパー／キャスナイン）」によるゲノム編集手法は、その簡便さゆえに急速に世界に広がり、医療や食品、農業など、わたしたちの身近なところから、環境、エネルギーなど地球規模で解決すべき問題まで、さまざまな課題の解決に大きな役割を果たすこ

※**1**　両博士は、２０１７年にJapan Prize（日本国際賞）を受賞されています。来日の際のインタビューで、ダウドナ博士は、イノベーションについて次のように述べています。「新しい技術というのは多くの場合『予想外の方向』からやってきますが、ＣＲＩＳＰＲ／Ｃａｓ９の場合もまさにその通りです」。

とが期待されています。

ゲノム編集とは

ゲノム編集とは、生物の遺伝情報の実体であるＤＮＡのうち、狙った特定のところだけを正確に操作する技術のことです。狙った特定のＤＮＡを欠失させる「欠損」、別のＤＮＡに置き換える「置換」、まったく別のＤＮＡを新たに挿入する「挿入」の３つのパターンがあります（図表１）。

ＣＲＩＳＰＲ／Ｃａｓシステムは、もともと細菌や古細菌に存在する獲得免疫システムの一種です。細菌や古細菌は、あるウイルスに初めて感染したとき、そのウイルスの遺伝配列を自らのＤＮＡに組み込んで、免疫的に記憶します。そして、同じウイルスに再び感染すると、組み込んだ配列（これを「ＣＲＩＳＰＲ配列」といいます）を利用して、効率よく再感染したウイルスの遺伝子を切断し、排除します。これが、「ＣＲＩＳＰＲ／Ｃａｓシステム」です。

シャルパンティエ博士は、もともと細菌が抗生物質に対して耐性を獲得するメカニズムなどを研究していたのですが、化膿連鎖球菌における遺伝子の発現制御に関わる研究から、システムの全体像を明らかにしました。その後、ダウドナ博士と共同で、このシステムが生化学的に作用することを明らかにし、標的となるＤＮＡを編集するツールとしてのＣＲＩＳＰＲ／Ｃａｓシステムを12年８月に発表します。

図表1　ゲノム編集の3つのパターン

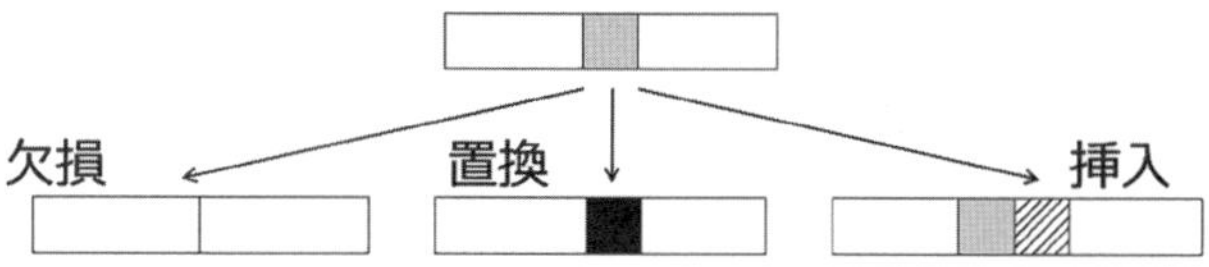

実験動物におけるゲノム編集

この発表のわずか9カ月後の13年5月、米国ブロード研究所のフェン・チャン博士は、このシステムをマウスに応用し、遺伝子改変マウスをつくることに成功します。わたしの専門は実験動物学ですので、この発表にはたいへん驚きました。

現在の生命科学研究の中心的課題のひとつは、ゲノムに含まれるさまざまな遺伝子について、その機能をひとつひとつ正確に明らかにすることです。そして、細胞レベルやほかのさまざまな実験から期待される機能が、生物個体のレベルでも再現できるかどうかを明らかにするため、遺伝子を改変した動物を作製し、その表現型[※2]を解析することがスタンダードな方法となっています。たとえば遺伝子Aをもつ動物（野生型）と、遺伝子Aをもたない動物の表現型の違いを比較することで、遺伝子Aの役割は調べることができます。

CRISPR／Casシステムが登場する前は、ある特定の遺伝子を欠損した動物をつくるために、ES細胞[※3]を用いた「相同組み換え」という手法を使う必要がありました。しかし、高品質なES細胞を数週間に渡り培養したり、欠損に必要なDNA配列を準備したり、改変されたES細胞を培養し、子宮に戻して個体にしたり…と準備に手がかかり、通常2～3年の月日と、数百万円の費用が必要でした。したがって、限られた実験室でしか作製できないうえに、ゲノム上の1カ所しか標的にできず、一度に複数の遺伝子を欠損させることができなかったの

※2　**表現型**
生物が示す外見上の形態や生理的な性質のこと。たとえば、ヒトのABO式血液型には、A型、B型、AB型、O型の4種類がある。

※3　**ES細胞**
胚性幹細胞のこと。さまざまな動物の初期発生の一時期（胚盤胞期）に、胎児になる細胞集団（内部細胞塊）から得られる。あらゆる細胞に分化できる能力（多能性）と、試験管内で無限増殖できる能力（自己複製能）を持つ。

です。ところが前述のチャン博士は、たった数カ月で5つの遺伝子破壊を行うことに成功し、この分野を大きく進展させました。

さらに、従来の遺伝子欠損動物の作製には、十分な未分化能を持つＥＳ細胞が必要でしたが、マウス以外の生物種のＥＳ細胞は、取り扱いが困難です。その点、ＣＲＩＳＰＲ／Ｃａｓシステムでは、ＥＳ細胞を用いる必要がなく、マウス以外の種でも遺伝子改変ができます。ゼブラフィッシュ、ラット、ウサギ、ブタ、サルなどさまざまな実験動物で、安定的に遺伝子改変ができるようになりました。

今後は、ヒト遺伝子配列や患者が持つ遺伝子変異を実験動物に導入し、これらを個体レベルで直接に解析する研究が加速すると予想されます。特に、7千以上あるとされる単一遺伝子疾患[※4]の病態解明や治療応用は急速に進み、現在まったく治療法がない病気にも、20年後には新たな遺伝子治療により、根治可能となるものが出てくると予想されています。

また、高次脳機能をはじめ、心や知性といったヒト特有の脳の研究には、必要に応じて同じ霊長類であるサルの使用を検討することがあります。ＣＲＩＳＰＲ／Ｃａｓシステムの登場により、サルに対するゲノム編集も広まりつつあります。実際、中国では、複数の巨大なサルのコロニーが建設され、この分野での先行投資を加速させています。

※4　単一遺伝子疾患
あるひとつの遺伝子の異常により発症する病気の総称。多くはメンデルの法則に従うため、メンデル遺伝病とも呼ばれる。筋ジストロフィーや血友病などが含まれる。一方、糖尿病や高血圧などのいわゆる「ありふれた病気」は、複数の遺伝子や食生活などの環境因子が関与する病気で、「多因子疾患」と呼ばれる。

ヒトへの応用

18年11月、中国の南方科技大学のフー・ジェンクイ（賀建奎）博士は、世界初のゲノム編集ベビーを誕生させたという報告を行いました。HIVウイルスに感染した父親の精子を使って体外受精をする際、HIVウイルスが細胞内に侵入するのに必要なCCR5という細胞表面分子を、CRISPR／Casシステムで不活化して、HIVに感染しない双子の女児を得た、という説明でした。

しかし、この手法は女児にデメリットしかなく危険だとして、世界中から非難が殺到しました。CCR5に変異があるヒトは、一般的な病気、特にインフルエンザで亡くなる可能性が著しく高いこと、さらに女児の卵子もCCR5遺伝子が欠損しており、次の世代に影響が及ぶ可能性が予想されることなどのリスクがあり、あまりにもずさんな臨床実験でした。最近になって、彼が3年間の実刑判決を受けたというニュースがありましたが、その後の女児の様子やデータについての発表はありません。

もちろん、将来十分に期待のできる臨床試験もスタートしています。

たとえば、さまざまな末期のがん患者に対して、ゲノム編集とCAR−T細胞療法[※5]を組み合わせて、より効果的にがん細胞を攻撃できる免疫細胞を利用する試験が進行しています。また、赤血球が破壊されて貧血をきたす鎌状赤血球症[※6]やβ

※5　CAR−T細胞療法
がん患者から採取したT細胞に遺伝子改変で、がん細胞の目印となるアンテナ（キメラ抗原受容体CAR）を人工的にくっつけたうえで増やし、再び体内に戻して、標的となるがん細胞への攻撃力を強化する治療。

※6　鎌状赤血球症
βサラセミアともに、遺伝子異常によりヘモグロビンが容易に破壊されたり変形したりする病気で、溶血や貧血をきたす。

サラセミアに対しては、患者さん自身の造血幹細胞をゲノム編集し、ヘモグロビンの産生を増やして、輸血の必要性をなくそうとしています。

これらはＣＲＩＳＰＲ／Ｃａｓシステムより前に発表されたゲノム編集技術を用いていますが、20年5月の時点で、米国では3件のＣＲＩＳＰＲ／Ｃａｓシステムを使った臨床試験が食品医薬品局（ＦＤＡ）から承認を受けています。さらには、新型コロナウイルス感染症（ＣＯＶＩＤ―19）のウイルスＲＮＡの早期診断にも応用されており、ＰＣＲ法とほぼ同程度の正確性と報告されています。

ゲノム編集食品

一方で、わたしたちが最初にゲノム編集生物に接するのは、食品のようです。国内では21年春より、血圧の上昇を抑えるＧＡＢＡを元品種の約5倍含むトマトの苗の供給が始まります。これは、ＧＡＢＡ合成遺伝子の活性を抑制している部位を取り除くことで、酵素活性を高め、ＧＡＢＡの生合成および蓄積量が大幅に増加するようデザインされています。ミニトマトであれば、1日2～3個で降圧効果が期待できます。

また、高オレイン酸大豆は、世界で初めて商用栽培が始まったゲノム編集作物で、この大豆から作られる食用油は、脂肪酸中のオレイン酸比率が約80％を占めています。オレイン酸は不飽和脂肪酸※7で、血中コレステロールを下げるなどの有用性が示されており、動脈硬化や心疾患を予防する効果が期待されます。また、

※7　不飽和脂肪酸
脂肪酸は、その分子構造から、二重結合がない飽和脂肪酸、二重結合が1つの1価不飽和脂肪酸、二重結合を2つ以上含む多価不飽和脂肪酸の4つに分けられる。オレイン酸は、一価不飽和脂肪酸に属する。
乳製品や肉など動物性脂肪に多く含まれる飽和脂肪酸は、重要なエネルギー源であるとともに、飽和脂肪酸の摂取量が少なすぎても多すぎても生活習慣病のリスクを高くする。不飽和脂肪酸は植物脂や魚に多く含まれる。

オレイン酸は酸化されにくいため、発がんに関与するとされる過酸化脂質を体内でつくりにくいことも利点です。

ゲノム編集技術はさらに、食品ロス※8にも貢献することが可能です。すでに褐変しないロメインレタスの商用栽培が準備されています。このレタスは葉先が茶色くなりにくく、通常は数日で変色して廃棄となってしまうレタスが、2週間ほど商品として店頭に出すことができます。

動物では、主要なアレルゲンのひとつであるオボムコイドの遺伝子を欠損させた、卵アレルギーの人も食べられる鶏卵や、筋肉量の増加を抑制する遺伝子ミオスタチンを働かないようにさせた肉厚のマダイ（写真1）の開発が進んでいます。世界の主要穀物であるコメ、小麦、トウモロコシは、いずれもゲノム編集可能であることが報告されており、今後世界中で、ゲノム編集食品の普及が進んでいくことが予想されます。

今後の課題

一方で、現在のＣＲＩＳＰＲ／Ｃａｓシステムは、まだ完全というわけではなく、さらなる改良が必要です。狙った特定のところだけを正確に操作する、すなわち「書き換え」の効率が低い場合があり、常に正確に、デザインされた通りに改変できるわけではありません。また、標的としない、つまり意図していないまっ

※8　食品ロス
日本における食べられるのに捨てられる食品「食品ロス」は、年間612万トン、人口1人当たり、年間約48kgと見込まれている。世界の食料廃棄量は、年間約13億トンで、人の消費のために生産された食料の約3分の1に相当する。

写真1
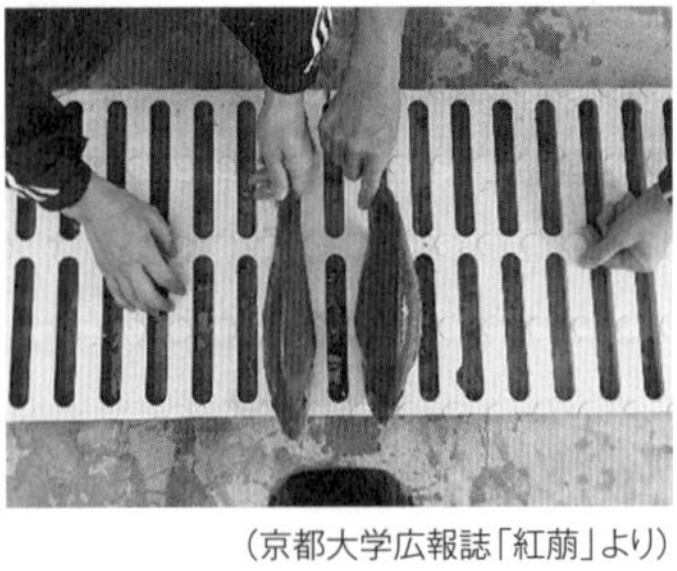
（京都大学広報誌「紅萠」より）

たく別のゲノム部位に作用してしまう場合もあり、これを「オフターゲット効果」と呼びます。特にヒトの遺伝子治療に応用する場合には、オフターゲットを完全にコントロールし、予測できない雑多な変化を生じることなく、狙った編集結果だけを得られるようにして、安全性の向上を図る必要があります。

また、ダウドナ博士は、14年の初め頃、CRISPR/Cas9を使ってサルの受精卵をゲノム編集した論文が発表されたときに、この技術がもたらす倫理的な問題の重要性を認識した、と後のインタビューで答えています。特にヒトの受精卵に応用する際の、生命倫理の根幹に関わる問題について再認識をされたのだと思います。

ゲノム編集食品については、これまでの長い議論や科学的な知見から、外来遺伝子[※9]を含まないゲノム編集食品は、従来の育種や自然界で生じる変異を持った食品と同程度の安全性であるため、米国や日本では「遺伝子組み換え食品」とは別のカテゴリーとなり、特別な安全審査は必要ありません。

消費者に最大の利益をもたらすには、開発者はわかりやすく情報を提供し、行政は科学的知見にもとづいて適切に対応すること、そして消費者自身による正確な理解も重要であることは、いうまでもありません。しかしながら、従来の品種改良や育種と比べ、その技術開発のスピードと広がりが圧倒的に速く、それぞれの食品について理解すべき量が膨大になり、消費者を置き去りにしてしまう危険があります。食品のみならず、すべてのゲノム編集技術を取り扱う研究者は、積

※9 ゲノム編集食品の安全性
ゲノム編集食品は、次の3つのタイプに分類される。

標的DNAを切断し、自然修復の過程で生じた変異を得たタイプ1。

標的DNAを切断し、併せて導入したDNAを鋳型として修復させ、変異を得たタイプ2。

標的DNAを切断し、併せて導入した遺伝子を組込むことで変異を得たタイプ3。

「外来遺伝子を含まないゲノム編集食品」は主にタイプ1に相当する。自然界や従来の品種改良でも起こり得る変異で、厚生労働省による届け出により流通が可能。

極的な情報発信や丁寧な説明に注意すべきと思います。

一方、CRISPR／Cas9に関する特許については、カリフォルニア大学を中心とするグループとブロード研究所を中心とするグループで係争が続いています。ブロード研究所は、米国で真核生物[※10]における利用を幅広くカバーする特許を保有しており、実質的な勝者とみなされていますが、日本国内においても同じように判断されるかはまだわかりません。企業によっては、両者に特許料の支払いを行なっているところもあるようです。

※10 **真核生物**
細胞核をもつ生物のこと。動物、植物、菌類など。

目まぐるしく進化するゲノム編集技術

紙面の都合で、個々の内容について深く触れることはできませんでしたが、CRISPR／Casシステムによるゲノム編集が果たす役割が非常に広範囲にわたること、そして、その開発スピードがとてつもなく速いことを感じていただければと思います。

もし3年後に同じ内容で書くことがあるとすれば、それはまったく違ったものになると思います。ヒトの病気に対する治療への応用については、有効性や安全性に関するデータが蓄積され、ヒト胚を使った研究の成果についても詳細な結果が出てくると思います。もしかしたら、現在、実験動物の約80％を占めるマウスに変わって、新たな生物種が主役になるかも知れませんし、ゲノム編集食品が食卓に並ばない日がめずらしい、ということになっているかも知れません。

名市大でも、日々進化するゲノム編集技術を積極的に実験動物に応用して、さまざまな病気の病態解明や新たな治療法の開発に取り組んでいます。一方で、犠牲になった多くの動物たちの命に感謝し、動物実験の３R[※11]を厳守することは、今後も変わることのない大原則です。

※11　3R
1959年にイギリスのラッセル氏とバーチ氏によって提唱された動物実験の基本理念。できる限り動物を使わない実験を考慮するReplacement（代替）、できる限り動物数を減らすReduction（削減）、できる限り動物に苦痛を与えないRefinement（改善）の頭文字をとって3Rと呼ばれている。

その不安は正しいですか？
～間違った科学認識と対峙する～

医学研究科公衆衛生学　教授
鈴木 貞夫

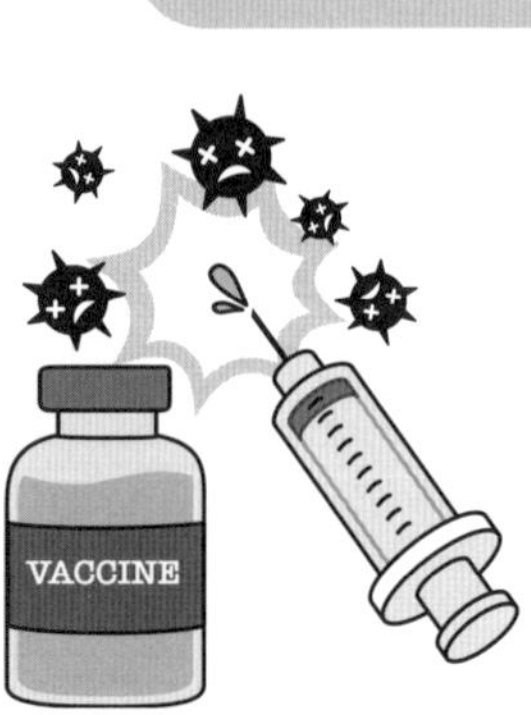

子宮頸《けい》がんワクチンの接種は、副作用を懸念する声から推奨が止まったままになっています。しかし、副作用に対する指摘は科学的に正確なのでしょうか？

リスクについての発表・報道は過熱しやすい

わたしの専門とする「疫学」は、病気の数を数え、どのような人に多いのか分布を調べることから仕事を始めます。それから、タバコと肺がんのように、ものごとと病気の間に因果関係があるかどうかを検討し、その結果を受けて禁煙対策をするなど、予防につなげる学問体系です。「公衆衛生学」の一分野で、医学部をはじめ医療系の学部では必ず勉強しますし、医師や保健師の国家試験でも、この分野からかなりの分量が出題されます。国家試験の出題にも、10年以上関わってきました。

わたしは疫学の中でも、「慢性・非感染性の病気の疫学者」として、研究や教育、社会貢献を行っています。従来は研究から論文執筆までが研究者の責務と考えられてきましたが、最近は研究内容や、患者数や感染率など病気に関する数の動きや、そこから見た因果関係の有無などを、わかりやすく発信することの重要性が認識されるようになってきました。

それと同じ頃から、人々の不安をあおるような疫学論文や報道が目につくようになり、問題を感じることが増えました。人間は未知のものを過度に恐れ、逆によく見るものについてはリスクが高いものでも過小評価しがちです。たとえば放射線とタバコについて、健康への影響という点ではケタ違いにタバコの方が大きいのですが、放射線よりタバコの方が怖いと思っている人は少ないでしょう。

どんなものであれ、リスクであることがわかれば、それに対して警鐘を鳴らすことは大切です。しかし、新たな脅威についての発表は過熱しやすく、後でそれほどのリスクではないとわかっても、最初の発表と同じようには報道されません。残るのは「風評被害」ともいえるような、危険なイメージです。もともとは善意や正義感から警鐘を鳴らしたのだとしても、科学的根拠のないものからは正しい対策は生まれず、問題解決にはつながりません。

間違った世論を軌道修正する〝火消し仕事〟

わたしは今、間違った学説により、間違った方向に行ってしまった世論を軌道修正するような仕事をいくつかしています。自分ではこの仕事を〝火消し仕事〟と呼んでいます。

きっかけは、福島原発事故の後で小児の甲状腺がんの多発を告発した2015年の論文でした。福島県が行った、原発事故当時に18歳以下だった県民を対象とした調査を分析し、甲状腺がんの発生が国内平均の20〜50倍に達していると発表したものです。

この論文は、国際環境疫学会の権威ある医学専門誌『エピデミオロジー』誌に掲載されましたが、反論の短報が編集部に7報も寄せられ、方法論的な問題が明らかになりました。そのうちの1報はわたしが書いたものです。福島の調査は現在も続けられていますが、過剰診断（死なないがんを検診で見つけてしまうことの不利益）の問題が指摘され、調査の継続そのものが議論されています。人々の健康や幸福に結びつく研究や発表、報道のあり方について考え始めるきっかけになったエピソードです。

HPVワクチン接種差し控えの経緯

わたしの第二の〝火消し仕事〟は、いわゆる「子宮頸がんワクチン」の副作用問題です。長らく「子宮頸がんワクチン」という名前で呼ばれてきたワクチンは、ヒトパピローマウイルス（HPV）に対して効果を発揮するものです。中咽頭《いんとう》がんなどほかのHPVに起因するがんの予防にも効果があることがわかり、最近で

【『エピデミオロジー』誌への反論の内容】

・福島の子どもたちの甲状腺がん発症数を見ただけで、原発事故と甲状腺がんの発症に因果関係があると主張するには根拠が薄い。
・日本の他地域で同様の調査をしたところ、福島と同じ結果が得られている。
・福島県内において、小児の住環境と原発からの距離と、がんの発生との間に関連が見られない。
・福島県外のデータと、がんの見つけ方の手法が異なっており、正しく比較できない。
・使用した計算式に問題がある。
・通常では見つからないようながんまでを検査対象とすれば、ほかの集団を対象にしても同じ結果が得られる。
・調査を行った期間は単なる仮定であり、発がんについて調べるのにこれが適正であるという確証はない。

は「ＨＰＶワクチン」と呼ばれるようになりました。

日本でも2種類のワクチンが承認され、10年からは「子宮頸がん等ワクチン接種緊急対策推進事業」による公費助成が始まって、多くの女児がワクチンを接種しました。13年には予防接種法の一部が改正され、ＨＰＶワクチンの定期接種が始まりました。

ところがそのわずか2カ月後、「予防接種・ワクチン分科会　副反応検討部会」において、ＨＰＶワクチンの接種の、積極的な接種勧奨の一時差し控えが決定されたのです。これは、ワクチン接種後に持続的な痛みを訴える患者がみられたことによるもので、このような症状の頻度が明らかになり、国民に適切な情報提供ができるまでの間の措置として決められました。その「一時」差し控えが、もう8年も続いています。

名古屋市の対応

名古屋市は、接種後症状の調査に対して積極的に動いた唯一の自治体でした。「全国子宮頸がんワクチン被害者連絡会愛知支部」（以下「被害者連絡会」）の要望を受けた河村たかし市長のリーダーシップのもと、ワクチン接種と接種後の症状の間に関連があるのかについて、調査研究することが決定したのです。名市大に名古屋市から研究実施と解析の依頼があったのは、15年4月でした。研究方法が接種者と非接種者の比較がきちんとできるものであることを確認し、研究後の一般市民へのデータ公開と、研究をもとに論文を作成させてもらうことを条件に、その場でお引き受けしました。

研究の調査対象は、HPVワクチン接種の対象となった7学年の名古屋市民全員、7万人超（94年4月2日から01年4月1日生まれの女性）で、無記名アンケート郵送の形式で同年9月から実施しました。接種者を対象にした調査はそれまでにもありましたが、非接種者も含めた全数対象の調査は、それまで日本で行われたことはありませんでした。その後も同じ趣旨の調査は行われず、日本で唯一のものとなっています。

被害者連絡会から提案された24の症状それぞれについて、HPVワクチン接種した人で率が高いのか、すなわち、ワクチンがそれぞれの症状の原因となっているのか否か、を主に調べました。症状の一覧を図表1に示しますが、その多彩さが理解いただけると思います。

なお、解析は年齢情報を入れて行いました。これは年齢とワクチンの影響をきちんと分けて評価するための処置で、「年齢調整」と呼ばれるものです。年齢はさまざまな病気に影響しますので、この年齢調整解析は広く行われています。

調査ではほかに、症状が出た後に医療機関を受診したかどうか、現在も症状が残っているかどうか、学校生活などへの影響、接種したワクチンの種類と回数、接種時期などについても聞きました。回収率を上げるために、保護者による回答も可としました。行政からすれば非常に大変な事業でしたが、たくさんの人の努力と熱意で実現し、各方面から非常に期待された調査でした。

図表1　アンケートで使用した24症状の一覧

①月経不順
②月経量の異常
③関節やからだが痛む
④ひどく頭が痛い
⑤身体がだるい
⑥すぐ疲れる
⑦集中できない
⑧視野の異常（暗くなる・狭くなるなど）
⑨光を異常にまぶしく感じる
⑩視力が急に低下した
⑪めまいがする
⑫足が冷たい
⑬なかなか眠れない
⑭異常に長く寝てしまう
⑮皮膚が荒れてきた（湿疹イボなど）
⑯過呼吸
⑰物覚えが悪くなった
⑱簡単な計算ができなくなった
⑲簡単な漢字が思い出せなくなった
⑳身体が自分の意思に反して動く
㉑普通に歩けなくなった
㉒杖や車いすが必要になった
㉓突然力が抜ける
㉔手や足に力が入らない

アンケート回収に向けての市をあげての努力が実り、この種のアンケートとしては異例ともいえる３万通、43％を超える返送が得られました。年齢とＨＰＶワクチン接種の情報が得られた解析対象者は、２万９８４６人でした。

主な解析の結果を図表２に示します。症状番号ごとの白丸がワクチン接種の症状の経験に対する年齢調整相対危険度を示します。相対危険度が２であれば、ワクチンによって症状が起こるリスクが２倍になるという意味です。症状番号20の「身体が自分の意思に反して動く」の相対危険度がもっとも高く、１・２でした。白丸の上下の線は「95％信頼区間」といい、この下限が１を超えた場合に限り、統計学的に意味がある（「有意」と表現します）というルールがあります。したがって、この調査からは、ワクチン接種による有意なリスクの上昇は認められなかった、ということになります。なお、過去の薬害調査では、催眠剤サリドマイド[※1]の妊婦への投与による胎児への催奇形性で３００超、整腸剤キノホルムによる神経炎（スモン）[※2]で１０００超という高い相対危険度が報告されています。

副次的な解析でも、主な解析と大きく矛盾するような結果は観察されませんでした。ＨＰＶワクチンはどの症状のリスクにもなっていなかった、という結果は速報として、同年12月14日に市のホームページに掲載されました。

図表2　鈴木論文の主な解析結果
(HPVワクチン接種の症状の経験に対する年齢調整相対危険度と95％信頼区間)

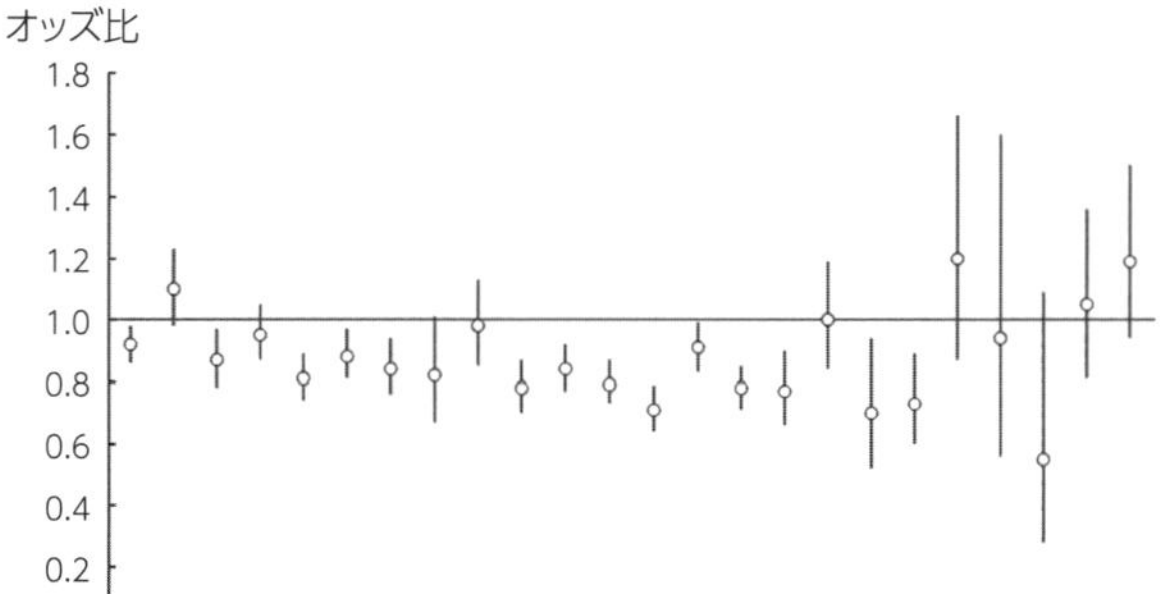

※1　サリドマイドによる薬害
１９５０年代末から60年代初めに鎮静・催眠薬として世界中で販売されたサリドマイドを服用した妊娠初期の妊婦に、胎児の手、足、耳、内臓などの奇形が起こった事件。日本では約千人の胎児が被害にあったとされる。

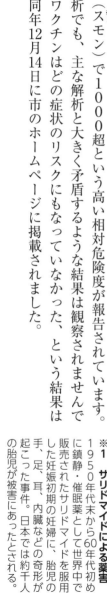

速報発表から本報告まで

速報の公開直後、「薬害オンブズパースン会議（以下、会議）」から河村市長あてに「名古屋市子宮頸がん予防接種調査解析結果（速報）」に関する意見書が提出され、ネット上でも公開されました。全部で6ページにわたる意見書には、名市大の行った調査や解析が不適当であるという主張がくり広げられていましたが、容易に反論できるものばかりで、学術的に誤ったものも混在しており、専門家が目を通した内容とは思えませんでした。会議の主張に対する回答と反論は、解析責任者として市長あてに提出してあります。

そうした経過もあり、本報告が出たのは予定より少し遅れた16年6月で、速報で出した解析結果は掲載が見送られることとなりました。このあたりの経緯は、村中璃子氏の著作『10万個の子宮（平凡社）』でくわしく取材され、記述されています。

「名古屋スタディ」論文発表

本報告での解析公開は見送られましたが、わたし個人では、最初の約束通り英文論文を執筆しました。「名古屋スタディ」と命名された研究論文は、18年2月にパピローマウイルスの専門誌『パピローマウイルス　リサーチ』誌に掲載され

※2　薬害スモン
1955年ごろから、下痢などが続いた後、急に足の感覚がなくなったりしびれたりする患者が相次ぎ、「スモン」という病名で呼ばれ、伝染病が疑われた。後に、整腸剤として当時よく使用されていたキノホルムが原因と判明。キノホルムの製造販売および使用は70年に停止となった。

ました。内容は速報と同じですが、きちんとした査読を受けたことで、学術的な担保を受けたことになります。

論文発表から4カ月後の同年6月、会議は「名古屋市子宮頸がん予防接種調査」に関する鈴木貞夫論文についての反対意見をネット上で公開します。会議の論点はいずれも、学術的とはいえないものでした。このような「見解」に対し、研究者は通常、いちいち回答したりはしないのですが、一度だけ回答を公開しました。

八重論文をめぐる問題点

19年2月に、名古屋市がネット公開したデータをもとに、新たな論文が出版されました。聖路加国際大学看護学研究科の八重ゆかり准教授と統計数理研究所の椿広計所長の連名で出された「日本におけるHPVワクチンの安全性に関する懸念：名古屋市による有害事象調査データの解析と評価」（以下「八重論文」）は、『日本看護科学雑誌（以下JJNS）』から発行された英文論文です。これは非常に多くの問題のある論文だと、わたしは考えています。

さまざまな問題点がありますが、まず方法論的に大きな問題をはらんでいます。八重論文は、わたしの論文（以下鈴木論文）と同じデータを使っているのに、まったく異なった結論を出しています。図表3に、鈴木論文と八重論文で乖離《かいり》の大きい5症状についての相対危険度を示します。八重論文を読んだ人は、「簡単な計算ができなくなった」ことへのHPVワクチンのリスクは4・37倍高いと解釈

図表3　両論文で結果の乖離が大きい5症状の相対危険度（95%信頼区間）

症状	鈴木論文（名古屋スタディ）	八重論文
⑰物覚えが悪くなった	1.00（0.84-1.19）	3.59（2.05-6.25）
⑱簡単な計算ができなくなった	0.70（0.52-0.94）	4.37（1.63-11.6）
⑲簡単な漢字が思い出せなくなった	0.73（0.60-0.89）	2.82（1.46-5.39）
⑳身体が自分の意思に反して動く	1.20（0.87-1.66）	3.19（1.17-8.66）
㉓突然力が抜ける	1.05（0.81-1.36）	3.16（1.42-6.96）

します。この症状に対する鈴木論文の相対危険度は0・70ですから、正反対の結果といえます。

どうしてこのような数値が出たのかを単純化してまとめると、八重論文では、

①必要な年齢調整をしなかったこと

②症状を調べる期間を、接種者は初回の接種時からとしたのに、非接種者は小学6年生の間と異なる定義をしたため、正当な比較がされなかったこと

③調査対象全員にあてはまらない結果を、あたかも全員にあてはまるように記述したこと

によるものです。これらの誤りにより、相対危険度が不当に上がっていく様子を図表4にまとめます。ここで述べた疫学、統計学的な問題は基本的なもので、経験豊富な統計の専門家が意図してやっていることであれば、職業倫理的にも問題です。

この論文に対し、JJNS誌あてに論文取り消し請求の短報を2回にわたり提出しました。短報は掲載されましたが、八重論文は取り消しされることなく現在も公開されています。JJNSは看護科学の専門誌で、ウイルス学も疫学も専門ではありません。そもそもわたしの論文への反論として書いたものなら、わたしがかつて『エピデミオロジー』誌にしたように、掲載された『パピローマウイルス　リサーチ』誌にあてて短報で反論する

図表4　八重論文の解析結果（HPVワクチン接種の症状の経験に対する相対危険度）

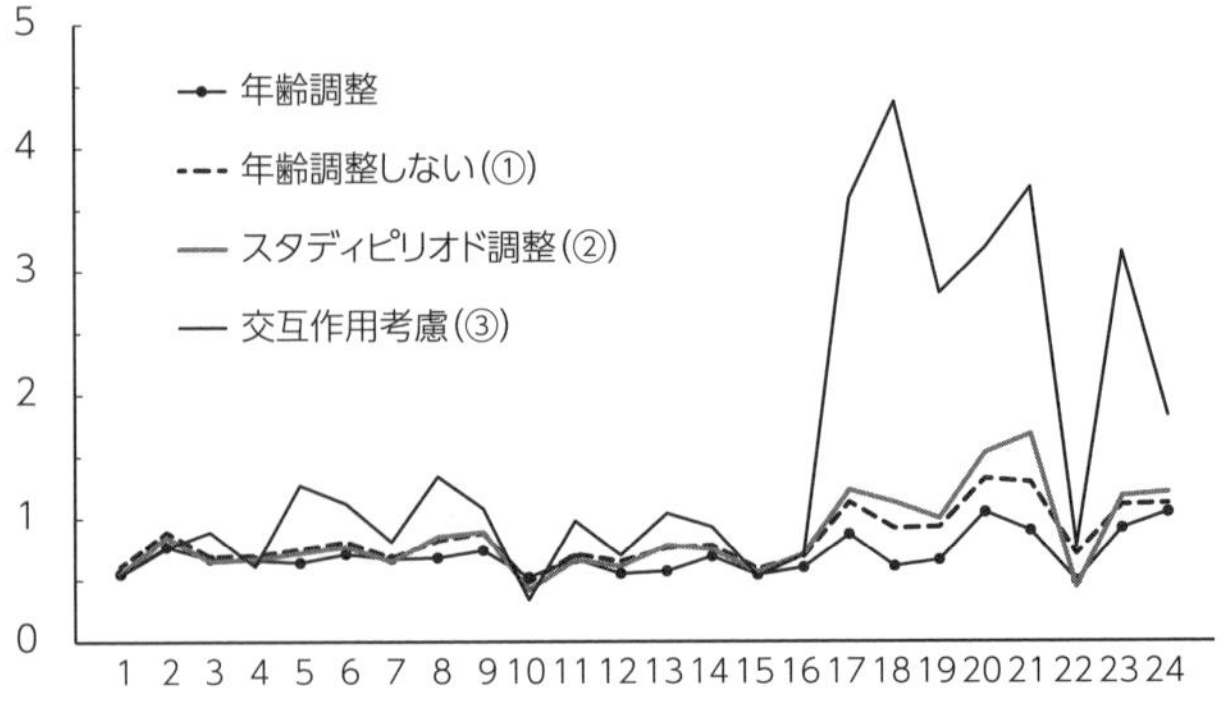

年齢調整解析結果は適切で、鈴木論文とほぼ一致している。①、②、③と不適切な解析を重ね、相対危険度を上げていく様子が観察される。①、②、③は上記と対応している

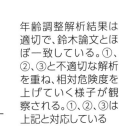

のが原則で、ＪＪＮＳはそれを指摘し、この論文を非採択にすべきでした。

科学的な誤りのある主張は、最終的に子宮頸がん対策やワクチン行政に悪影響を与えます。ＪＪＮＳは、専門の看護科学を超えて、責任の取れない領域に踏み込むべきではありませんでした。

ＨＰＶワクチンが誕生してから10年以上が経過し、国外ではすでに、ワクチン接種による子宮頸がんの発生率の減少効果が報告され始めています。ワクチン先進国の筆頭であるオーストラリアは、子宮頸がんを撲滅する最初の国になると予測されています。

一方日本では、ＨＰＶワクチン接種者がほぼゼロの状態になってから、数年が経過しました。その間、年間３千人近くの女性が子宮頸がんで亡くなり、若い世代での子宮頸がんの死亡率は増加しています。この間に日本人が失った、ワクチンによる恩恵について、今一度見つめ直す必要があるでしょう。

現在、第三の火消し仕事として、コロナ禍でよく報道される「間違った理論や考え方」の修正に取り組んでいます。この仕事の話も、次の機会にご覧いただければと思っています。

今、なぜ性教育が必要か？

三重北医療センターいなべ総合病院産婦人科　部長
川村　真奈美

性暴力による望まない妊娠[※1]が負の連鎖を生む―適切な性教育がなされず、女性の人権も蔑ろにされてきた日本では、今それが隠れた大きな社会問題となっています。「性」を人が生まれながらに持つ権利として、子どもたちに教えることが大切です。性教育は人権教育です。

わたしが性教育を始めたきっかけ

産婦人科医の仕事は、ひとことでいえば、女性の健康を守ることです。わたしは日常の診察をしていく中で、女性自身が自分の体や性に関して非常に無知であることに気づきました。毎日毎日、違う患者さんに同じことをくり返して説明しています。

なぜ知識がないのかと考えたときに、これは学校で性教育がなされていないからだ、と思いました。そこで15年ほど前から、病院業務以外に、一般女性対象の

※1　望まない妊娠
近年、生まれてくる子どもの立場から「予期しない妊娠」という言葉が使われますが、個人的に「予期しない妊娠」という言葉には「他人事感」を感じ、産婦人科医の立場からも、ここではあえて「望まない妊娠」と表現します。

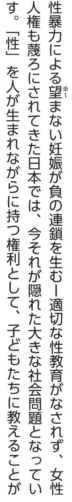

講演会や学校での性教育講演を行うようになりました。現在では、年間30回ほど出張講演に出かけています。

性教育は必要でしょうか

性やセックスを教える必要はないと考えている人は、まだまだたくさんいます。「寝た子を起こすな」とか「自然にわかる」と思っている人も多いのではないでしょうか。確かに寝ている子どももいるかもしれませんが、わたしはむしろたたいて「正しく起こす」必要があると思っています。

今の時代、どこから性の知識を得ているかというと、インターネットやＳＮＳなどの性情報からです。これらの情報は非常に偏っていますし、間違いも多いです。一番の問題点は「女性を無視した男性目線の情報である」ということ。男性の性欲を満たすための商業的な情報であり、女性を性的対象としてのみ扱い、女性の人権を踏みにじるような内容です。

だから、子どもたちは小さい頃から、性はいけないこと、いやらしいこと、汚いこと、というマイナスイメージを持ってしまうのです。非常に残念なことだと思います。

本来、性は親密な関係において大切なものです。セックスはパートナーとの愛を育み、関係を深めるための素敵なコミュニケーションです。しかし、巷《ちまた》にあふ

写真1　小学校での授業の様子

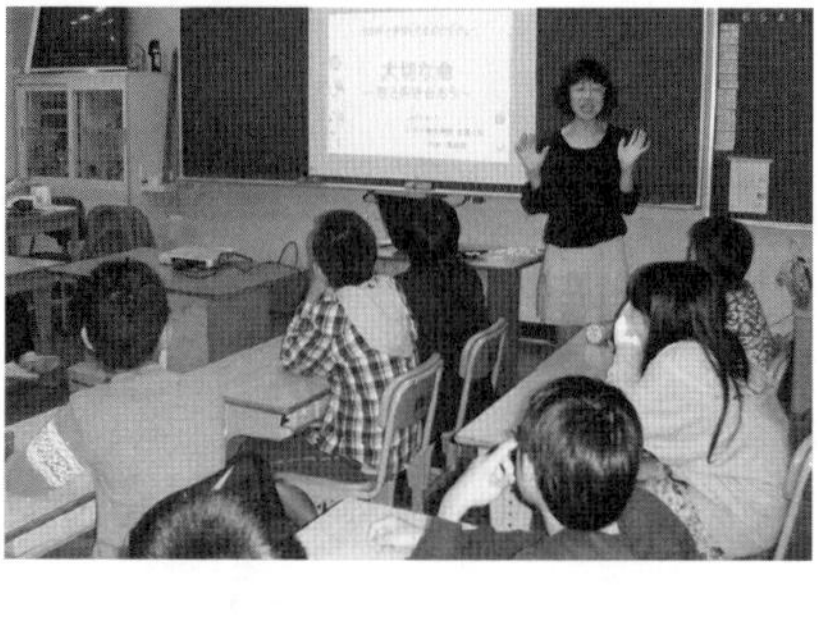

れる性情報で性を勉強した子どもたちは、豊かな性を実行できる大人にはなれません。講演の中では、「性はいいものだから、今日から頭の中の悪いイメージをいいイメージに切り替えてね！」と子どもたちにお話ししています。

女性の健康を守るためにも性教育は必要

正しいことを知らなければ、望まない妊娠をしたり、性感染症にかかったり、性のトラブルを引き起こしてしまいます。大人が何も教えてこなかったからトラブルに巻き込まれたのであり、その子を悪い子だと責めるのはお門違いです。

このような状況の中、わたしは産婦人科医の立場から、「正しい性の知識を子どもたちに授けないと、女性の健康を守ることはできない！」と思い、性教育を始めるようになりました。

性教育の目的

性教育には、次のような目的があります。

①科学的で正しい性の知識を教えること
②命の大切さを教えること
③自分と他人の、体と心を守る力をつけること
④性犯罪の予防（子どもたちを性犯罪の被害者にも加害者にもしないこと）

性教育が性虐待[※2]を防ぐ

他人に見られたくない、触られたくない部分（口・胸・性器）を「プライベートゾーン[※3]」といいます。幼少の頃から、プライベートゾーンを大事にすること、他人が自分のプライベートゾーンを犯そうとしたときには、はっきり口に出して拒否する権利があることを教えましょう。それによって、子どもを性犯罪被害から守ることができますし、将来、子どもを加害者にしないための重要なポイントにもなります。

実は、子どもへの性虐待は多く発生しています。２０２０年の１年間に警察が検挙した児童虐待件数は２１３３件で、そのうち性虐待は２９９件（14・1％）だったそうです。被害を訴えにくいので、実際はもっと多いと思います。

加害者は、実父母、兄弟、親戚、教師やスポーツコーチ、ＳＮＳで知り合った人などさまざまですが、中でも一番多いのが実父です。家庭内や密室での犯行は、往々にして表に出てきません。それは加害者が子どもをうまくだましたり脅したりして、口止めするからです。多くは長年被害を受け続け、成人してから初めて被害を訴えることができた、というケースもあります。被害児に甚大な心の傷を与え、人生までも狂わせてしまう卑劣な犯罪は、本当に許しがたいです。

※2　性虐待
子どもへの性的行為、性的行為を見せる、性器を触る又は触らせる、ポルノグラフィの被写体にするなど。

※3　プライベートゾーン
子どもたちには「プライベートゾーンは水着を着たときに隠れる部分」と説明されることが多い。

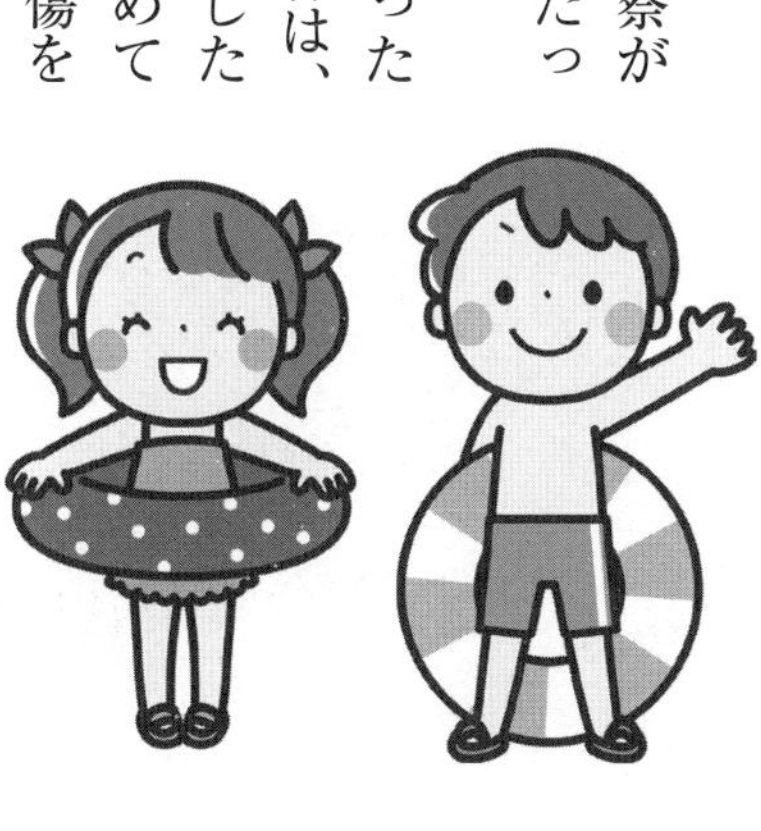

しかし、家庭や学校でプライベートゾーンの話をきちんと教えていれば、性被害にあったときに「これはおかしい」と子ども自身が気づくことができますし、それを誰かに相談してもいいと思えるのです。

担任の小学校教師から被害を受けた、女子児童を診察したことがあります。この子は小学校で助産師による性教育講演を受けていたため、中学校に上がってから、担任の先生に被害を訴えることができました。性教育が不十分な小学校はまだまだ多いので、人知れず被害に苦しんでいる子どもたちはたくさんいるはずです。全国に性教育の輪が広がることを祈っています。

性教育の最終的な目的

人間にとって、性は自分の根幹をなすもので、人権そのものです。性教育は人権教育なのです。

性教育に関わり始めた頃、わたしは産婦人科医として、望まない妊娠を防ぐために、低用量経口避妊薬（ピル）を含め、確実な避妊方法を教えることが使命と思っていました。しかし、性教育を実践する中で、それだけでは不十分であることに気づきました。望まない妊娠は、男性から女性への性暴力が原因になっていることが多いからです。暴力は人権侵害です。

ドメスティック・バイオレンス（ＤＶ）[※4]や性犯罪などの根底には、女性への蔑視や人権軽視が潜んでいます。だから「人権を教えなければ、性教育は始まらな

写真2　中学校での授業の様子

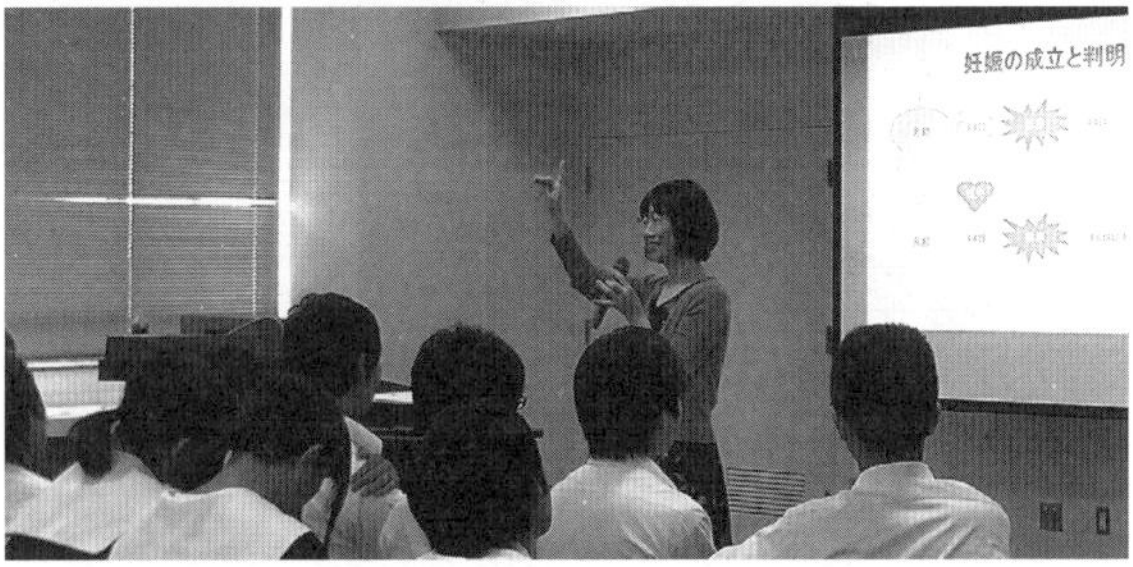

い」という思いに至りました。科学的な性の知識を教えることも大切ですが、それ以上に人権に根差して、性を教えることが重要です。

また、他者と良好な性的関係を持つためには、コミュニケーション能力が必要とされます。よりよい人間関係を築けるように指導することも、性教育の一環です。

したがって、性教育の最終的な目標は、正しい性の知識や命の大切さを教えることではなく、**「性を通して人権感覚の備わった人間、対等な人間関係を築くことのできる人間（いい男、いい女）を育てること」**だと、わたしは思っています。

性教育で考える人権の問題

広辞苑には、「人権」とは「人間が人間として生まれながらに持っている権利」と書いてあります。漠然としてわかりにくいため、わたしは「**人権とは、その人がその人らしく自由に生きる権利**」だと子どもたちに伝えています。人権は人間全体の権利ではなく、個人の権利です。「あなたも、あなたも、あなたも、思った通りに生きていいよ」という権利です。

このように表現すると、自分の権利を守るためには、他人の権利も守らなければならない、自分が大事だから他人の体と心も大事である、ということが理解できます。

※4　DV
「ドメスティック・バイオレンス」とは英語の「domestic violence」をカタカナで表記したもの。略して「DV」と呼ばれることもある。
「ドメスティック・バイオレンス」の用語については、明確な定義はないが、日本では「配偶者や恋人など親密な関係にある、またはあった者から振るわれる暴力」という意味で使用されることが多い。配偶者からの暴力を防止し、被害者の保護等を図ることを目的として制定された「配偶者からの暴力の防止及び被害者の保護等に関する法律」は、「DV防止法」と呼ばれることもある。（内閣府HPより）

性教育をするうえで考慮しなければならないのが、「性の多様性」の理解です。性的指向や性自認は人それぞれで、自由であるはずのものなのに、性的少数者（LGBT）[※5]に対して偏見や差別が存在します。日本では同性婚が認められておらず、LGBTの人は法律上、男女の夫婦と同等の権利が与えられていません。すなわち、日本では性の人権が保障されていないのです。

リプロダクティブ・ヘルス／ライツ（性と生殖に関する健康と権利）の観点からも、恋愛・結婚・妊娠・出産は個人の自由であり、それを強要することがあってはならないと思います。

また、人工妊娠中絶も含め、「子どもを持たない」あるいは「産まない」という選択をすることは、「女性の権利（人権）」であることを強調しておきます。

そして、性犯罪は〝魂の殺人〟といわれるほど、被害者に深刻なダメージを与えます。性暴力は、他者の性的自己決定権を脅かす、重大な人権侵害です。

望まない妊娠をした結果、中絶したり、新生児を遺棄したり、虐待死させたりする女性が、世間では徹底的に責められる傾向にあります。しかしその女性は、性暴力により妊娠させられたのかもしれません。逃げていなくなった、妊娠させた男性はもっと罪が重いはずです。親密な間柄でも、避妊しないセックスは女性に対する暴力であり、人権侵害であることを、くり返し教えることが重要です。

そもそも、性暴力の根底には女性蔑視の思想があります。それは、日本のジェンダー（社会・文化的性差）不平等とも関連しています。日本国憲法では男女平

※5　LGBT
レズビアン・ゲイ・バイセクシュアル・トランスジェンダー。LGBTの人は11人に1人といわれている。

※6　ジェンダーギャップ指数
男女格差指数。GGI（Gender Gap Index）。各国の社会進出における男女格差を示す指標。世界経済フォーラム（WEF）が毎年公表しているもので、経済活動や政治への参画度、教育水準、出生率や健康寿命などから算出される。日本は国会議員・官僚・企業管理職などで格差が大きい。

等が保障されていますが、現状はその理念とはほど遠く、女性は社会的に非常に低い状態に置かれています。「女性は男性に従属するもの」という意識が根強いです。世界経済フォーラムによるジェンダーギャップ指数※6 2021において、日本は156カ国中120位（主要7カ国の中では最下位）で、他国と比して男女格差が大きく、不平等な国であることが、客観的に証明されています。男性から女性に対するパワーとコントロールが容認される社会であるため、DVや性暴力が引き起こされています。DVや性暴力は個人的な問題ではなく、社会構造から来ている暴力であり、女性の人権問題、ジェンダーの問題です。

この絶望的なジェンダーギャップを改善させるための方策を考えなければ、男女平等への道も険しいですし、性暴力も減らすことはできないでしょう。そのような社会問題を考えさせることも性教育の題材になり得ます。

産婦人科医として伝えたいピルの話

わが国では、毎日500人近くの女性が、望まない妊娠をして、人工妊娠中絶術を受けています。中絶できる時期※7を過ぎてしまった場合は、産婦人科を受診することなく飛び込み分娩《ぶんべん》※8をしたり、自宅分娩して新生児を殺害したりす

※7 中絶できる時期
母体保護法において、妊娠22週未満までは中絶することが可能とされている。

※8 飛び込み分娩
産気づいてから初めて産院を受診したり、陣痛などで産院に緊急搬送されて出産すること。

図表1　各種避妊法使用開始1年間の失敗率（妊娠率）

方　法	理想的な使用*(%)	一般的な使用**(%)
経口避妊薬		5
配合剤	0.1	
プロゲスチン単味剤***	0.5	
殺精子剤のみ(発泡錠,ゼリー,クリーム***)	6	26
薬物添加IUD***	0.1～1.5	0.1～2.0
コンドーム	3	14
ペッサリー	6	20
リズム法	1～9	25
女性避妊手術	0.5	0.5
男性避妊手術	0.1	0.15
避妊せず(妊娠希望)	85	85

*　選んだ避妊法を正しく続けて使用しているにもかかわらず妊娠してしまった場合
**　選んだ避妊法を使用しているにもかかわらず妊娠してしまった場合（経口避妊剤については、のみ忘れを含めた場合の失敗率）
***　日本では発売されていない

日本産婦人科医会HPより

ることもあり、非常にハイリスクです。無事に出産したとしても、貧困に陥ったり、児童虐待に発展したりする可能性もあります。

一般の人が考えている以上に、望まない妊娠によって大きな社会問題が起きています。望まない妊娠を減らすためには、確実な避妊をすることと、それに加えて、女性への暴力を減らすための社会的努力が必要です。

日本は避妊に関しても、世界から大きく遅れています。

避妊といえば、日本ではコンドームが主流ですが、避妊失敗率が高いこと（3～14％）が問題です。一方、ピルの避妊失敗率はとても低く（0・1～5％）、私は確実な避妊法であるピルを普及させたいと考えています。

ピルを飲むと「太る」「不妊症になる」「がんになる」と思っている人が多いですが、いずれも誤解です。飲み始めには、吐き気・頭痛などの副作用が出ることがありますが、1カ月ほどでおさまります（図表1）。

妊娠は女性の体に起きることなので、女性が自分で避妊することは、当たり前の健康管理です。これからの女性には、男性主導の避妊であるコンドームではなく、女性自らが実行できるピルを選択して、性的に自立してほしいと願っています。

ピルには避妊以外の副作用もあり、過多月経、月経痛、月経前症候群（ＰＭＳ）などの月経のトラブルを改善させます。10代から月経痛が強い女性は、将来的に

女性のみなさん！
ピル（低用量経口避妊薬）には、
避妊以外のメリットもあります

月経が順調になる	月経痛が軽くなる	月経の量が減る
月経前のイライラがなくなる	ニキビがよくなる	月経を早めたり遅らせたり、自由自在！

子宮内膜症を発症するリスクが2・6倍高いことが知られています。ピル（LEP製剤）[※9] は子宮内膜症の治療薬でもあり、子宮内膜症により引き起こされる不妊症を予防する効果もあります。

月経痛の強い人は放置せずに、産婦人科を受診してください。そして、将来のためにピルを服用することをお勧めします。また、ピルを服用することにより、月経周期を自分で調節できるので、月経にわずらわされることなく、人生を楽しむこともできます。

このように、ピルには高い避妊効果とさまざまなメリットがあり、女性のQOL（生活の質）を格段に向上させます。まさに、〝女性の健康と人権を守ってくれる薬〟といえます。わが国は女性のリプロダクティブ・ヘルス／ライツを守る薬の普及や医療が、諸外国に比べ、非常に遅れています。これはジェンダーギャップ指数において、政治の分野が著しく低く（147位）、女性の政治的意思決定への参加が低いことが一因と思われます。

命に関わる副作用として、血栓症を起こすことがあります。血栓症の発症率はピル非服用者では1万人中1～5人で、ピル服用者ではその2～3倍のリスクです。妊娠中は5～20倍、産褥《さんじょく》期は40～65倍のリスクで非常に高いです。ピル服用によるリスクは妊娠中や産褥期ほど高くないので、あまり心配する必要はありません（図表2）。

図表2　血栓症の発症頻度

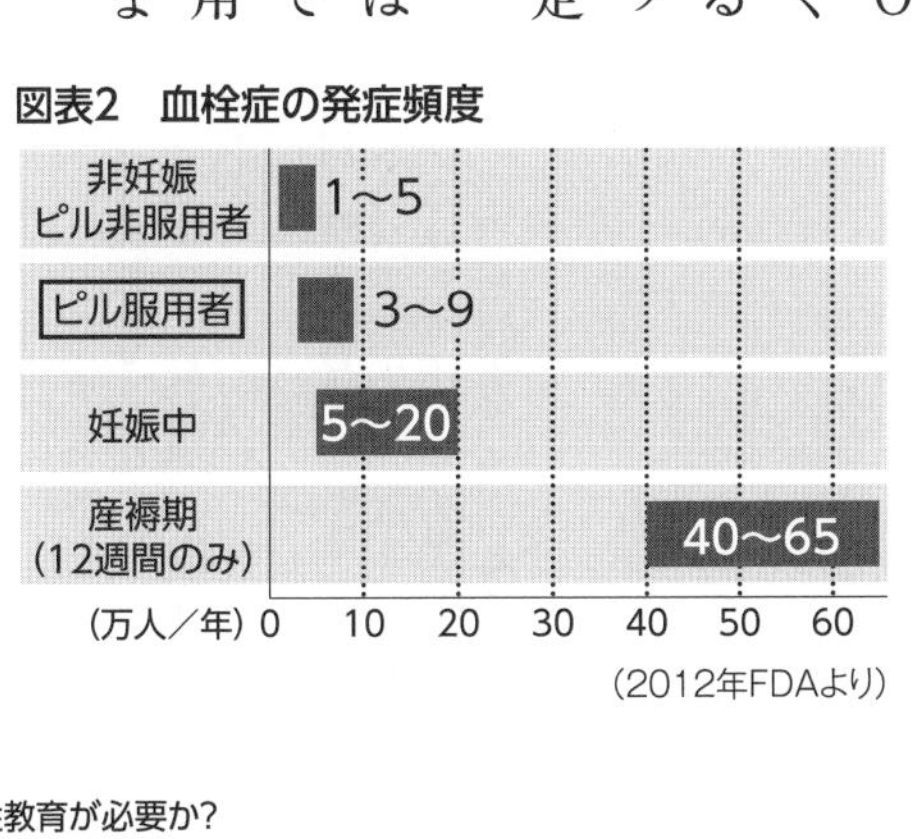

（2012年FDAより）

※9　LEP製剤
低用量エストロゲン・プロゲスチン配合剤。成分はピルとまったく同じもので、日本では治療用のピルをLEP製剤と呼び、保険適用となっている。

暴力＝支配＝人権侵害

ＤＶは、主に男性から女性への暴力です（女性から男性へのＤＶ、同性パートナー間のＤＶもあります）。夫婦間や男女の恋人間の根底にＤＶがあれば、望まない妊娠が起きます。

生まれた子どもは面前ＤＶ[※10]にさらされ、実際に虐待も受けます。そのような環境で育った子どもは、自分の要求を通すために、他人に暴力を用いてもよいと家庭で学習してしまいます。つまり、暴力を介した人間関係に対して、疑問を持たずに成長するわけです。ＤＶ家庭で育った子どもは、学校や社会での暴力にも鈍感で、いじめやパワハラの加害者や被害者になりやすく、親密なパートナーができればデートＤＶ[※11]の関係に陥りがちです。

もちろん、虐待を受けた子どもすべてに当てはまるわけではありません。虐待を受けたことで、暴力のない関係を築こうと努力する人もいます。しかし、暴力が連鎖するケースは絶えません。

性暴力・虐待・いじめ・体罰・パワハラ・戦争など、すべての暴力は同じ構図で、強者が弱者を支配することです。暴力の本質は「支配」であり、被害者に対する人権侵害です。すべての暴力にＮＯといわなければ、性暴力だけをなくすことはできません。

※10　面前ＤＶ
子どもの目の前で親たちが暴力を振るうこと。

※11　デートＤＶ
未婚のパートナーによる、心と体への暴力。10代、20代の若年層の間で問題になっている。

性教育を充実させて平和な社会の構築を

子どもたちは、性の多様性を学ぶことで、性以外のことにおいても「他者と自分は違う」という当たり前のことに気づきます。また、性暴力（人権侵害）について学習することにより、身の回りのさまざまな暴力（人権侵害）に気づくことができます。

子どもたちには、他人を支配することなく、対等な人間関係を築ける大人になってほしいと思います。それが、平和で争いのない社会、社会的弱者を含むすべての人が大切にされる社会の構築につながります。

性教育の授業ではもうひとつ、「人生で最も大切なことは、困ったときには助けを求めること」と話しています。すべての人に幸せに生きる権利があり、助けてもらう権利があります。

どんな事件も孤立が原因で起きています。自尊感情が低いと助けを求めることができなくなってしまうものですが、極限の状態に陥ったときは、この言葉を思い出してほしいと訴えています。

微力ですが、産婦人科医としてこのような地道な活動を継続し、少しでも望まない妊娠を減らし、虐待・貧困・暴力のない社会、すなわち、すべての人の人権が尊重される社会が実現されることを願っています。

写真3　高校での授業の様子

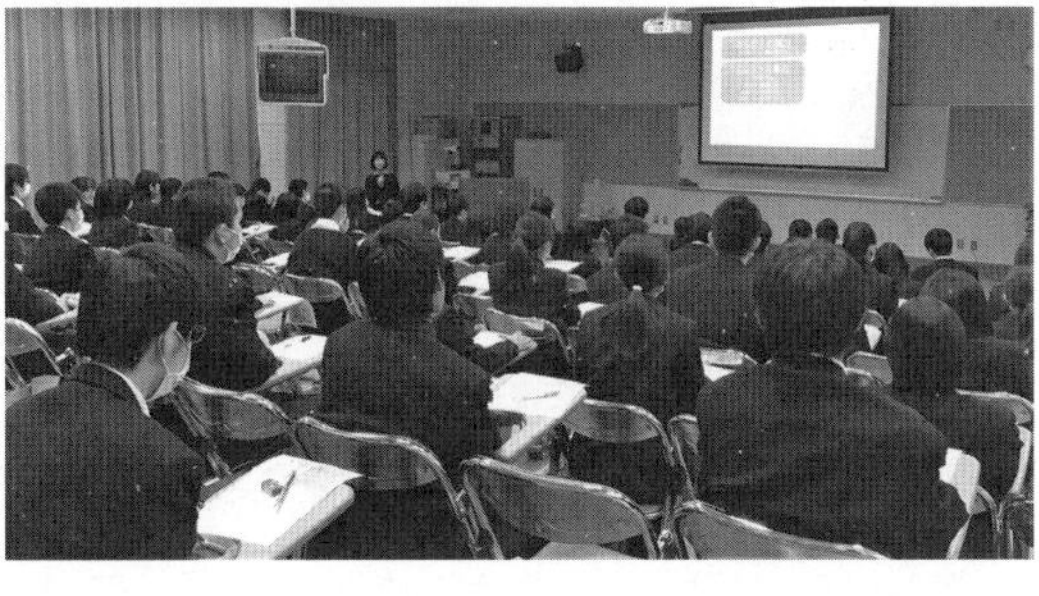

執筆者プロフィール

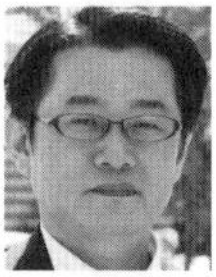

榎原 毅　えばら たけし

05年名古屋市立大大学院医学研究科博士課程満期退学。助手、助教、講師を経て、19年より名古屋市立大医学部准教授。専門は、人間工学。日本人間工学会副理事長（16～18年）、人間工学誌編集委員長（20年～）、国際人間工学連合評議会日本代表委員（18年～）。

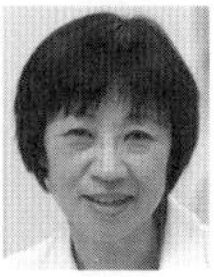

水野 美穂子　みずの みほこ

84年岐阜大医学部卒業。名古屋市立大学、蒲郡市民病院を経て、90年より大同病院。現在、副院長・小児科部長。専門は小児科。母子保健家族計画事業功労者厚生労働大臣表彰。

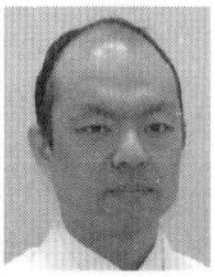

水野 達央　みずの たつお

98年名古屋市立大医学部卒業。愛知県厚生連尾西病院、名古屋市立大病院などを経て、10年刈谷豊田総合病院内分泌・代謝内科（現・糖尿病・内分泌内科）。14年より同院部長。専門は、糖尿病の薬物療法、間脳下垂体疾患の診断と治療など。

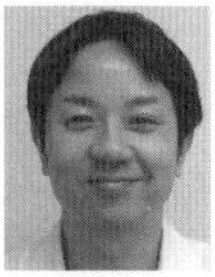

吉田 雅人　よしだ まさひと

13年名古屋市立大大学院医学研究科博士課程修了。同年仏国レンヌ総合病院クリニカルフェロー、14年米国ピッツバーグ大整形外科リサーチフェローを経て、20年より名古屋市立大医学部運動器スポーツ先進医学講座講師。専門はスポーツ医学、特に肩肘スポーツ障害。

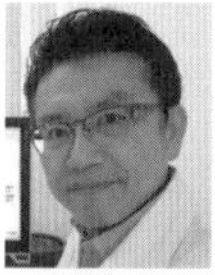

則武 正基　のりたけ まさき

86年朝日大歯学部卒業。15年より名古屋市立東部医療センター（現・名古屋市立大医学部附属東部医療センター）歯科部長。専門は、口腔粘膜疾患、摂食嚥下機能障害。17年より専門外来「くちのかわき外来」開設。

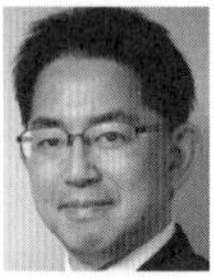

田中 基　たなか もとし

92年滋賀医科大医学部卒業。02年国立成育医療センター麻酔科、06年トロント大産科麻酔科臨床フェロー、10年埼玉医科大総合医療センター産科麻酔科講師を経て、19年より名古屋市立大医学部教授・無痛分娩センター長兼務。専門は、産科麻酔科学、小児麻酔科学。日本産科麻酔学会理事。

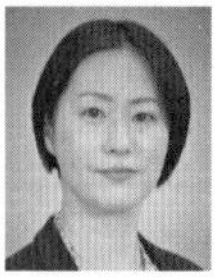

北折 珠央　きたおり たまお

06年名古屋市立大大学院医学研究科博士課程修了。19年より名古屋市立大医学部講師、20年より無痛分娩センター副センター長、21年より周産期母子医療センター副センター長兼務。専門は、産科婦人科学、不育症、周産期医学。名古屋市立大学医学研究奨励賞を受賞。

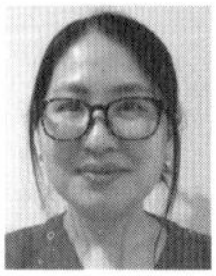

永井 梓　ながい あずさ

13年福井大医学部卒業。19年名古屋市立大病院麻酔科、集中治療部病院助教を経て、20年より埼玉医科大総合医療センター産科麻酔科助教。専門は、麻酔科学、集中治療。

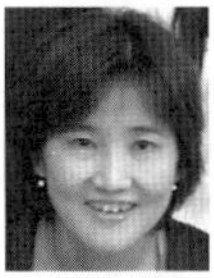

金子 典代　かねこ のりよ

09年名古屋市立大大学院看護学研究科博士課程修了。12年より名古屋市立大看護学部准教授。専門は、HIV感染症予防、健康行動学。

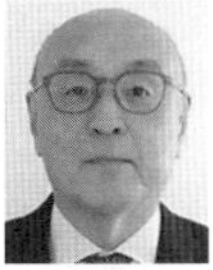

村上 勇　むらかみ いさむ

83年名古屋市立大医学部卒業。18年同大病院高度医療教育研究センター教授を経て、21年より同大医学部附属東部医療センター産科婦人科学教授・院長代行兼務。専門は、内視鏡下手術。名古屋市立大学医学部瑞友会賞（臨床部門）を受賞。

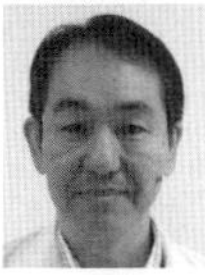

長谷川 千尋　はせがわ ちひろ

90年名古屋市立大医学部卒業。09年消化器内科副部長として東市民病院（現・名古屋市立大医学部附属東部医療センター）に赴任、16年同院感染症センター長、21年名古屋市立大医学部教授。専門は、輸入感染症、寄生虫症。

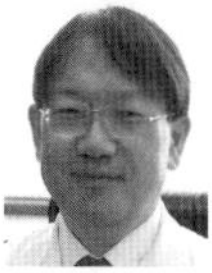

水谷 浩明　みずたに ひろあき

89年藤田保健衛生大医学部卒業。91年尾西病院勤務を経て、93年より八事病院。02年より同院理事長。17年より院長兼務。専門は、地域精神医療、産業精神保健、そのほか精神科疾患全般。

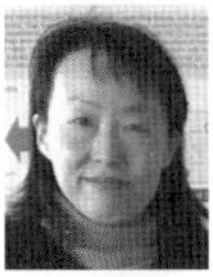

山崎 小百合　やまざき さゆり

95年東京医科歯科大医学部大学院博士課程修了。米国ロックフェラー大、名古屋市立大医学部加齢・環境皮膚学准教授などを経て、14年より医学部教授。日本リウマチ財団塩川美奈子・膠原病研究奨励賞を受賞、J Exp Med誌Advisory Editorial Boardなど。

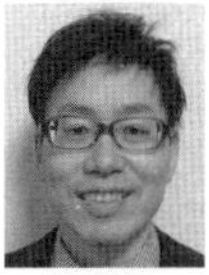

大石 久史　おおいし ひさし

02年愛媛大大学院医学系研究科博士課程修了。07年米国エモリー大、10年筑波大を経て、16年より名古屋市立大医学部教授。専門は、実験動物学、発生学。Experimental Animals誌最優秀論文賞を受賞。

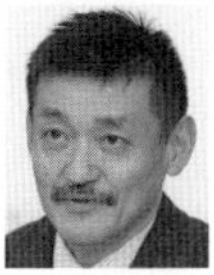

鈴木 貞夫　すずき さだお

90年名古屋市立大大学院医学研究科博士課程修了、01年米国ハーバード大公衆衛生学部修士課程修了。名古屋大助手、愛知医科大講師、ハーバード大客員研究員を経て、10年より名古屋市立大医学部教授。専門は、慢性・非感染症疾患の疫学、疫学方法論。日本疫学会奨励賞を受賞。

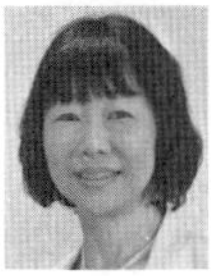

川村 真奈美　かわむら まなみ

87年名古屋市立大医学部卒業。07年より三重北医療センターいなべ総合病院産婦人科部長。専門は、産科・婦人科、女性医学、性教育。名古屋市立大学医学部瑞友会賞（社会部門）を受賞。著書に『初めて「性」のことを子どもに伝えるパパとママのための教科書』。

名市大ブックス⑦

子育て世代が知りたい
子どもの病気やライフステージの話

2021年8月24日　初版第1刷　発行

編　著　名古屋市立大学
発行者　勝見啓吾
発行所　中日新聞社
〒460-8511 名古屋市中区三の丸一丁目6番1号
電話 052-201-8811(大代表)
052-221-1714(出版部直通)
郵便振替 00890-0-10
ホームページ https://www.chunichi.co.jp/corporate/nbook/
印　刷　長苗印刷株式会社
デザイン　全並大輝
イラスト　mikiko

ISBN978-4-8062-0779-5　C0047

定価はカバーに表示してあります。乱丁・落丁本はお取り替えいたします。